原因と正しい対処法を
知れば必ず改善する！

慢性便秘症を治す本

国立病院機構久里浜医療センター
内視鏡部長
水上 健 著

法研

はじめに

「便秘」、それは経験したものでなくてはわからない、辛く、不愉快な病気です。

朝食後にするっと排便してすっきりした気分で一日を送れる人には、「途切れることのないお腹の不快感」、「下剤が増えていく不安」、「急にお腹が痛くなる恐怖」、いずれも理解できないことだと思います。


世の中には命に関わる恐ろしい病気はたくさんあります。

ただ便秘のように、子供のころからどころか、便秘でなかったことがないなど、一度なると治らない、一生苦しめられる病気は多くありません。

さらに「便秘」というと周りの人に真剣に取り合ってもらえず、辛さをわかってもらえない、本当に困った病気です。

そして頼みの綱となるはずの医療者側にも大きな問題がありました。

「便秘」はとてもつらい病気なのに、「命と関わりないから、気にしないように」と下剤だけ処方されて放置されてしまうことも少なくありませんでした。

その理由の一つとして「便秘」に関して診療の指針となるはずの「ガイドライン」

が日本には存在しなかったことがあります。

これまで医療者は、それぞれの経験から下剤に頼った診療を行わざるを得なかったのです。

そして便秘患者を惑わせていたものに、

「排便は毎日あるもの」

「便秘は大腸がんにつながる」

「便秘は下剤を毎日飲んで治すもの」

などの間違った常識がありました。


2017年10月についに日本で「慢性便秘症診療ガイドライン」が発刊されました。

私もガイドライン作成委員として診断と治療のセクションを担当いたしました。

このガイドラインの登場で日本の便秘診療が科学的根拠の裏付けを持つ、国際的水準に引き上げられることになったのです。


便秘を対処するうえで、便秘には複数のメカニズムがあることが実は大きな問題となります。

お腹が痛い便秘、ストレスで出なくなる便秘、トイレの我慢で便意がなくなる便秘、肛門機能の問題などメカニズムが全く異なるものの集合体で、それぞれ全く対処が異なります。

ところが、困ったことに現時点で分類する方法がありません。


私はこれまで難しいとされた大腸内視鏡を容易にする「浸水法」という検査法を開発しました。「浸水法」は国内外で使用されています。

「浸水法」は大腸の形を考慮した麻酔を要さない方法のため、ストレスで起きる腸の動きや便通を阻害する腸のねじれなどの異常を評価できます。

私は「浸水法」の開発を通して内視鏡やレントゲン、そして問診で便秘のメカニズムを知ることができることを発見しました。


お腹が痛い便秘は腸の形の問題があるのですが、腸の形の異常を知る方法とマッサージをテレビで披露したところあまりに大きな反響に驚かされました。

そうです、ご自身の便秘のメカニズムを知ることはできますし、そのメカニズムに合わせて対処することが一番重要なのです近年、強力で副作用の少ない新規便秘薬が続々と登場してきています。

ご自身の便秘のメカニズムを知って対処し、新規便秘薬を活用することで、80年間便秘で悩まれた方が、30年下剤を飲み続けた90歳の方が自力で排便できるようになっています。

便秘は本当に治る時代になったのです
本書では国際基準の新しい知見に基づき慢性便秘症はどのようなものなのかを紹介します。そして私が発見したご自身の便秘のメカニズムを知る方法とその対処法を解説いたします。

ご自身の便秘の原因を知って、無理のない対処法で便秘を克服し、快適な生活を取り戻しましょう。

久里浜医療センター　水上　健

「二次性便秘」全身の病気やその治療の影響で便秘になる

慢性便秘症の影響

第2章 便秘とＩＢＳ

第3章 慢性便秘症の検査

第4章 慢性便秘症の治療

第5章 日本人の腸の話

第6章 快適排便につながる生活

装丁・HOPBOX
本文デザイン・HOPBOX
イラスト　ワタナベカズコ

序章

治療が変わる？
慢性便秘症

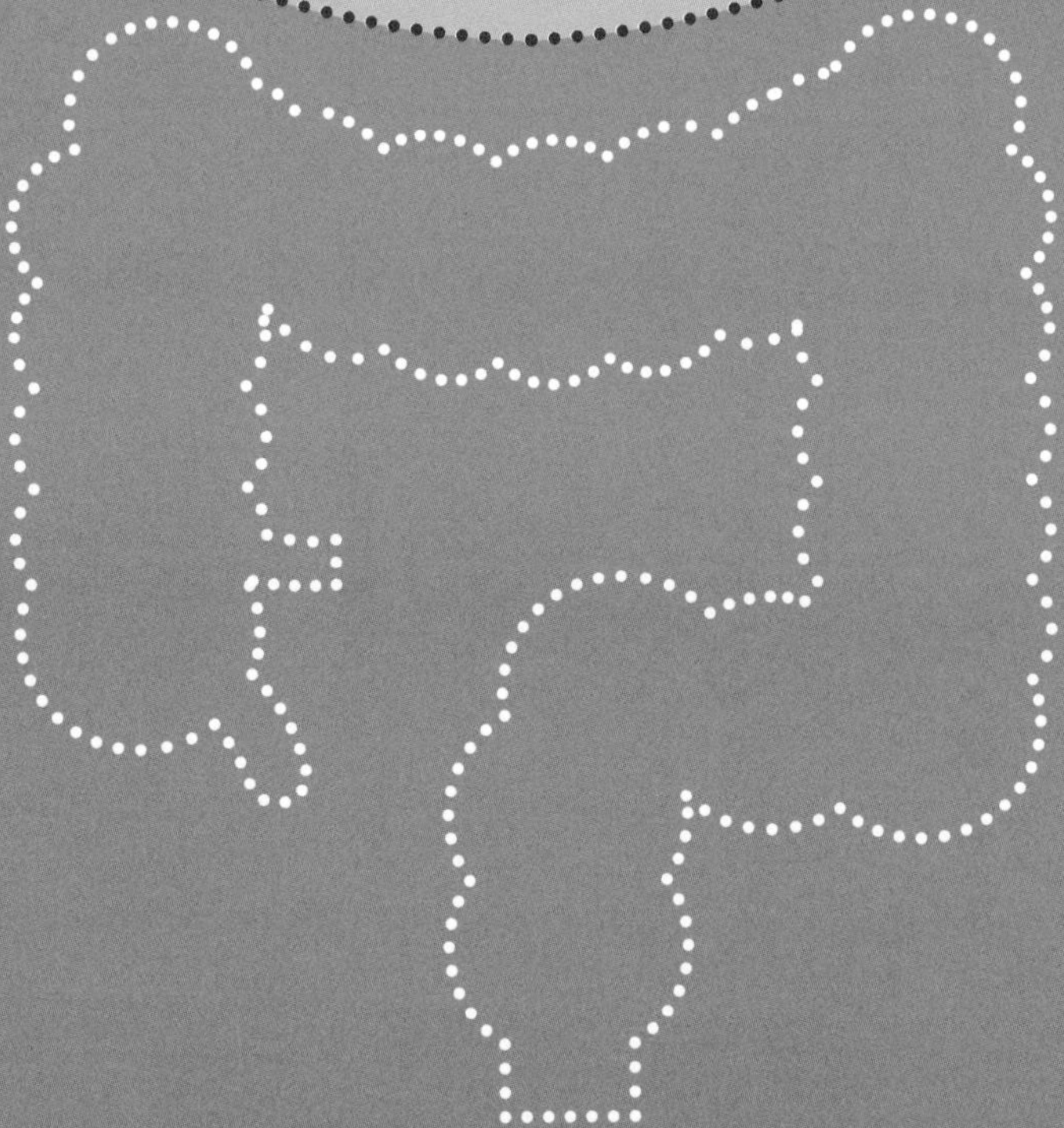

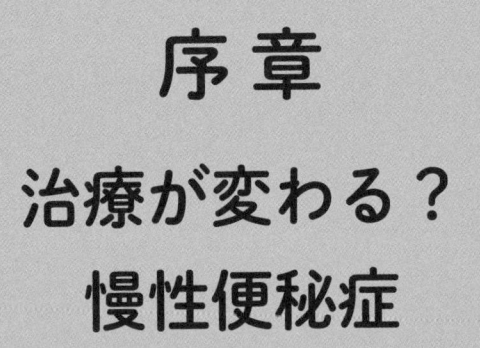

慢性便秘症

患者さんの体験談

便秘で困っています

Aさん
70代　女性　福島県在住

▼10代発症
ねじれ腸と弛緩性便秘の方

若い頃から便秘に悩み、1週間くらい出ないことは当たり前のようになっていました。30代後半から肥満が気になり、便秘薬を飲むようになりましたが、だんだん効果が得られなくなり、浣腸も行うようになりましたがそれでも出なくなってきました。

久里浜医療センターでねじれ腸と弛緩性便秘と診断され驚きました。下腹がぽっこり出ていたので便がたまっているのだと思っていましたが、弛緩して大きくなった腸が筋力の衰えから、下腹に落ち込んでいたそうです。

便秘薬を酸化マグネシウム製剤に切り替え、先生のアドバイスで毎日朝晩お腹のマッ

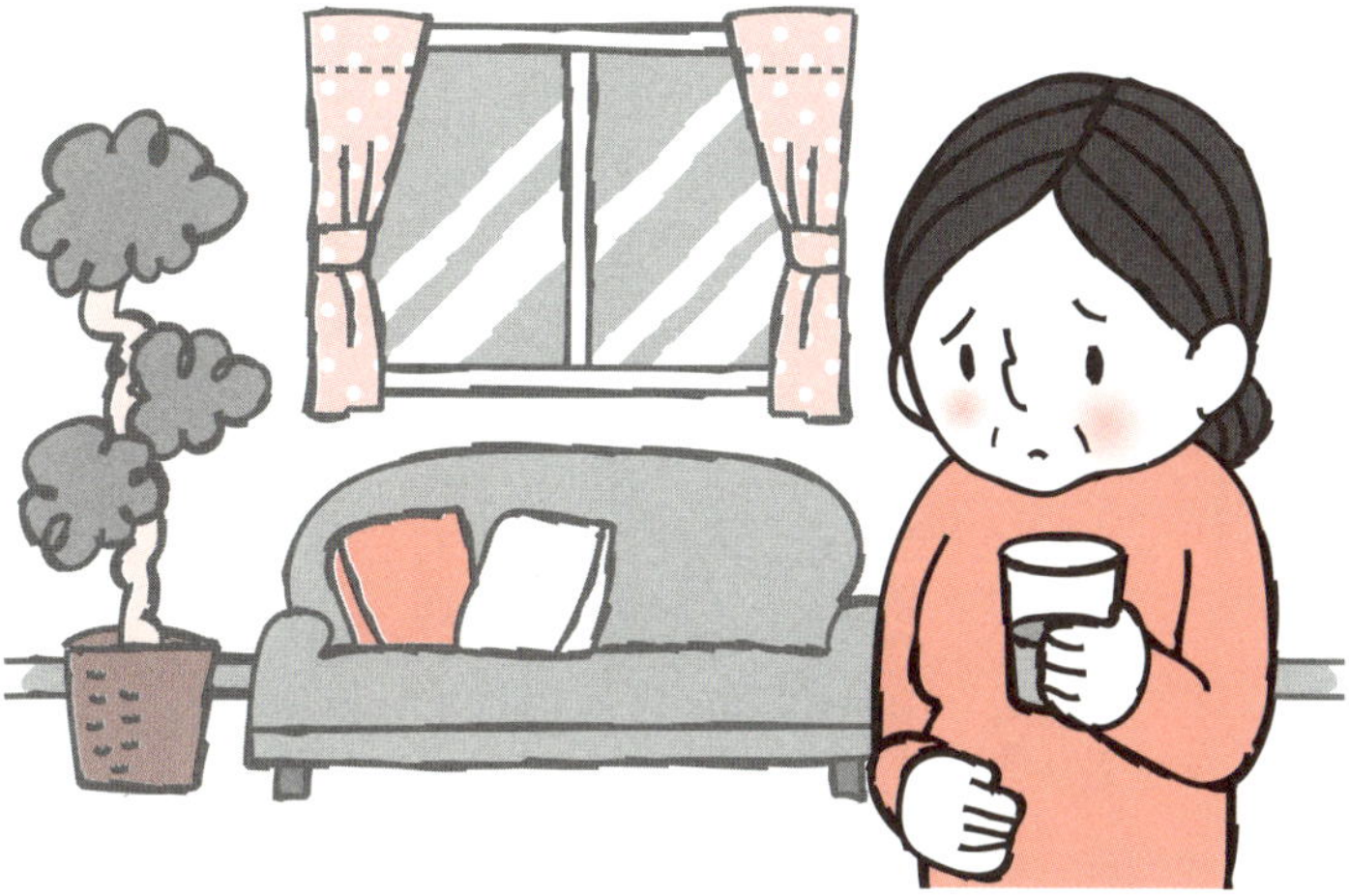

サージと運動を行い、朝食後にトイレに行くようにしました。しばらくは何も出ませんでした。しかし1週間ほどした頃、はっきりした便意を感じトイレでいきんだところ、自然な排便がありました。
これにはとても驚きました。というのは、記憶にある限り過去の私はトイレで出そうとすると20分も30分もいきみ続けなければ出せなかったからです。大便を出すためにトイレに行くときは、いつも雑誌を持ち込んでいましたが、このときはそれらを読む暇はありませんでした。
それからはほとんど毎日便通があります。運動はウォーキングからラジオ体操に切り替えました。トイレに行くことが憂うつではなくなり、マッサージも楽しく続けています。

慢性便秘症

患者さんの体験談

Bさん　60代　女性　神奈川県在住

小児期発症
けいれん性便秘とねじれ腸が原因の便秘の方

私の便秘は非常に頑固で、雑誌やテレビで紹介されているような方法はほとんど試していますし、病院にも何軒も通ってラキソベロンや生薬などいろいろな薬を飲みましたが、最初だけは効いても、しばらくするとすぐに出なくなってしまいました。また旅行をしたり、忙しくなったりすると便秘が悪化し、さらに出にくくなりました。

食事も気をつけて、ヨーグルトや野菜をせっせと食べていましたが、あまり効果は感じられませんでした。コーヒーが効くと聞き、コーヒーを1日5杯以上飲んでいたこともありますが、お腹が痛くなるもののまったく便通は改善せず、続けられませんでした。

便秘に関しては諦めていたところ、知人のすすめで久里浜医療センターを受診し、ねじれ腸と下剤の長期使用による弛緩型便秘といわれました。便秘薬の使いすぎで大腸が動かなくなっていると聞きショックを受けました。また緊張やストレスでも便秘が悪化する「けいれん性便秘」と聞き、思い当たることが多くありました。

しかし水上先生に90歳の方でも治ったと励ましていただき、薬を切り替えて量を減らし、

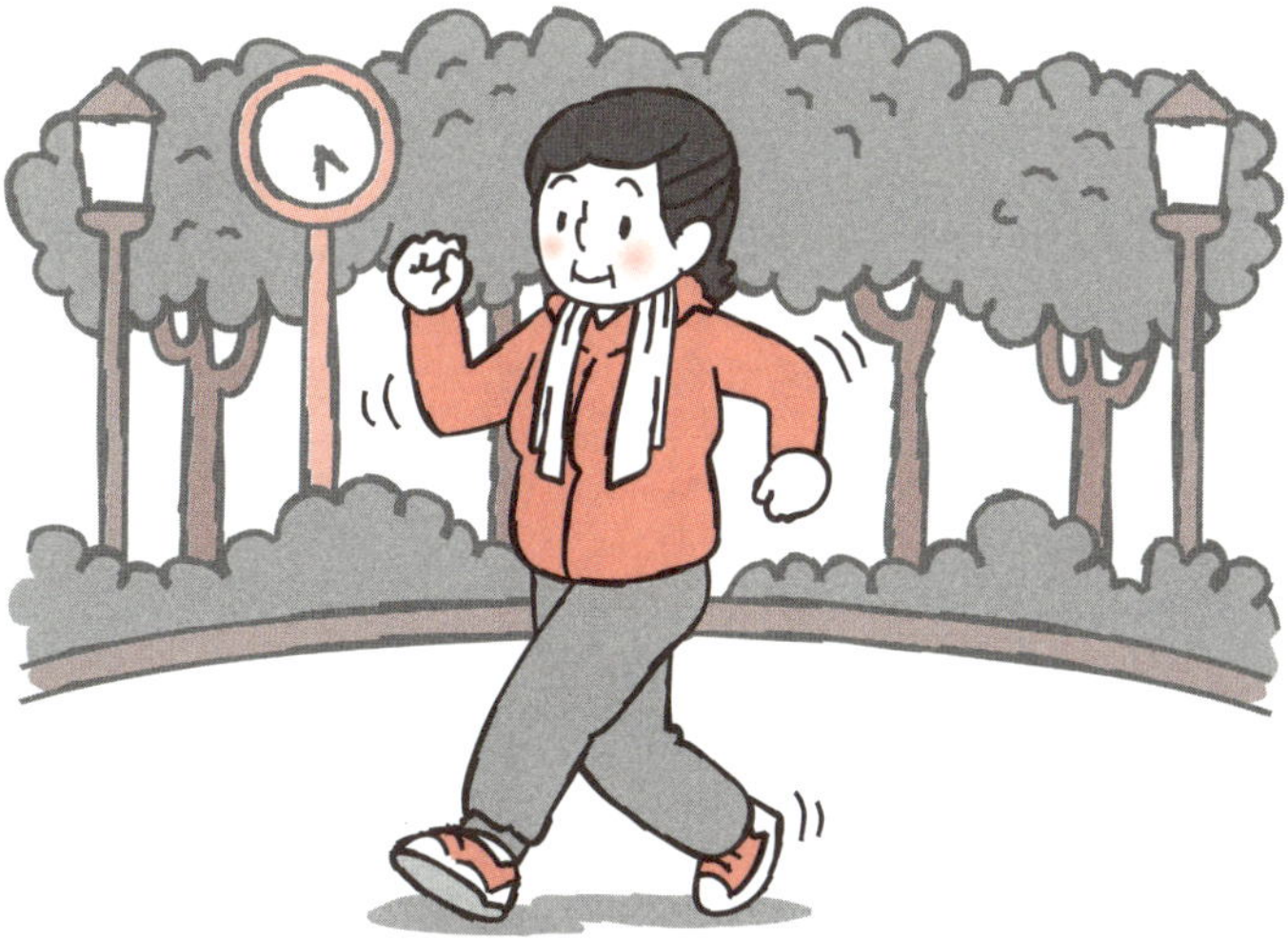

マッサージと運動を行うようにしました。薬の使用回数を減らすと便がまったく出なくなり不安になりましたが、先生に励まされながら続けていると10日ほどしてなんとか硬い小さい便が出ました。そしてその後、普通の便が出たのです。

その後徐々に便の回数が増えてきました。マッサージをさぼると便通もなくなってしまうのでマッサージの効果が大きいのだと思います。どうしても出なくてつらいときだけマグネシウム製剤を飲みましたが、最初の受診から6年たった今ではほとんど薬に頼ることはありません。

便秘に関しては「仕方ない」と諦めていたので、便秘で悩まなくてよいということがこんなに快適とは思っていませんでした。

とても多い便秘患者

便秘は、仕事や学業などの生産性とともに、生活の質（ＱＯＬ：Quality of Life）をも著しく落とす疾患です。何十年と長期間悩まされている人も少なくありません。さらに便秘自体が心理状態に影響し、メンタル不調を招き、慢性便秘症患者の過半数で、便秘でない人に比べてうつ、不安などのスコアが高いという報告もあります。

２０１６年のインターネット調査では「成人の28・４％が自分を便秘と思っている」と非常に多くの方が悩んでいることが明らかになっています。

慢性便秘症の有病率は、平成28年国民生活基礎調査によると女性でさらに高い比率を示し、男女差があることがうかがえます。思春期前では男女差はありませんが、思春期以降は女性が多くなります。

便秘の有病率は、女性は10代後半から、男性は60歳から急増します。80歳以上では男女差はなくなります。加齢によって便秘が増えるのは、環境の変化（運動量の減少、併存疾患、処方薬、食事の変化、仕事の変化など）が関わっているからで、女性ではホルモンの変化も関連していると考えられます。

若い世代で女性に便秘が多いのは、初経以降、腸管運動に重大な影響を与えるホルモンの変化があることや、ダイエット、男性に比べて運動量が少ないことが一因と思われます。

年齢階層別　便秘の有訴者数

男性

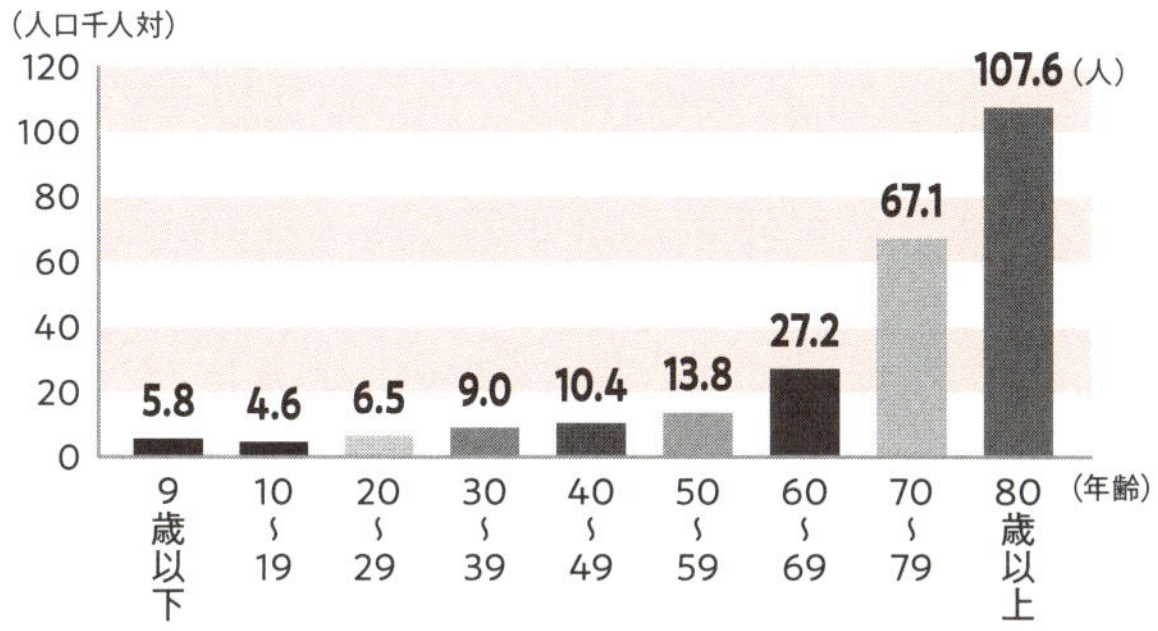

女性

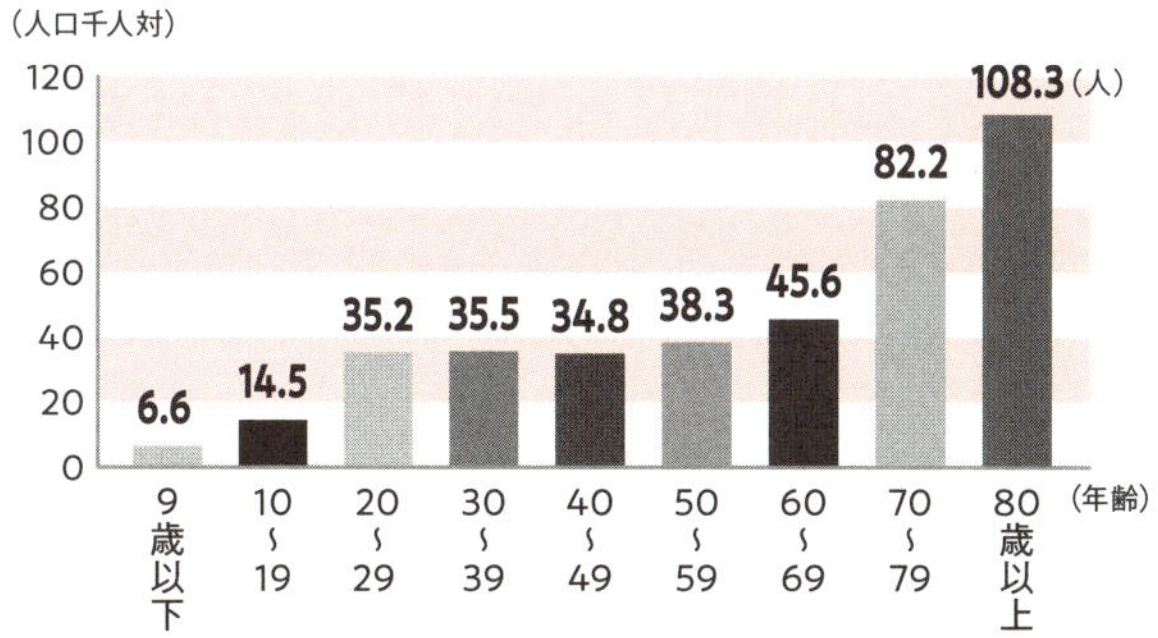

- ▶ 男女ともに高齢になるほど増える
- ▶ 若い世代では女性が多い
- ▶ 高齢になると男女差はなくなってくる

出典）平成 28 年国民生活基礎調査

誤解の多い慢性便秘症

●慢性便秘症について正しい知識を

患者がこれだけ多く存在し、身近な病気であるにも関わらず、便秘は非常に誤解の多い病気です。その一番の根底には、「毎朝出ないと便秘」という思い込みがあります。

そもそもここからして大きな誤解です。もちろん出すべきものは出さなくてはいけませんが、「毎朝」である必要はまったくありません。医療者でさえ誤解している人がいます。ここでは、よく聞かれる疑問、誤解、思い込みをいくつか挙げてみましょう。

疑問1 慢性便秘は体質だからしかたない？

△

便秘になりやすい、それは「体質」です。ただ、便秘になりやすい「体質」があっても便秘になるかどうかはまったくの別問題です。世の中には便秘になりやすい「体質」を持っていながら便秘ではない人も大勢います。

同じものを食べ、同じことをしている兄弟でも、片や快便、片や便秘という患者さんによく遭遇します。一卵性双生児でも生活パターン・運動量の異なる姉妹でお姉さんは便秘、妹は快便という方たちにお会いしたことがあります。私は大腸内視鏡検査を専門とする医師ですが、大腸内視鏡検査を行うと、便秘の方たちのほとんどが共通して持っている「体質」を見ることができます。ただ、大腸内視鏡で見える「体質」を持っていても便秘ではない方もいらっしゃいます。その人たちの生活習慣には「体質」を克服するヒントがあります。

どうして便秘なのか、その便秘になりやすい「体質」を突き止め、その「体質」を克服している人たちのコツを導入することで便秘を克服することができます。

「便秘は体質、ただ克服することができる」が正解なのです。

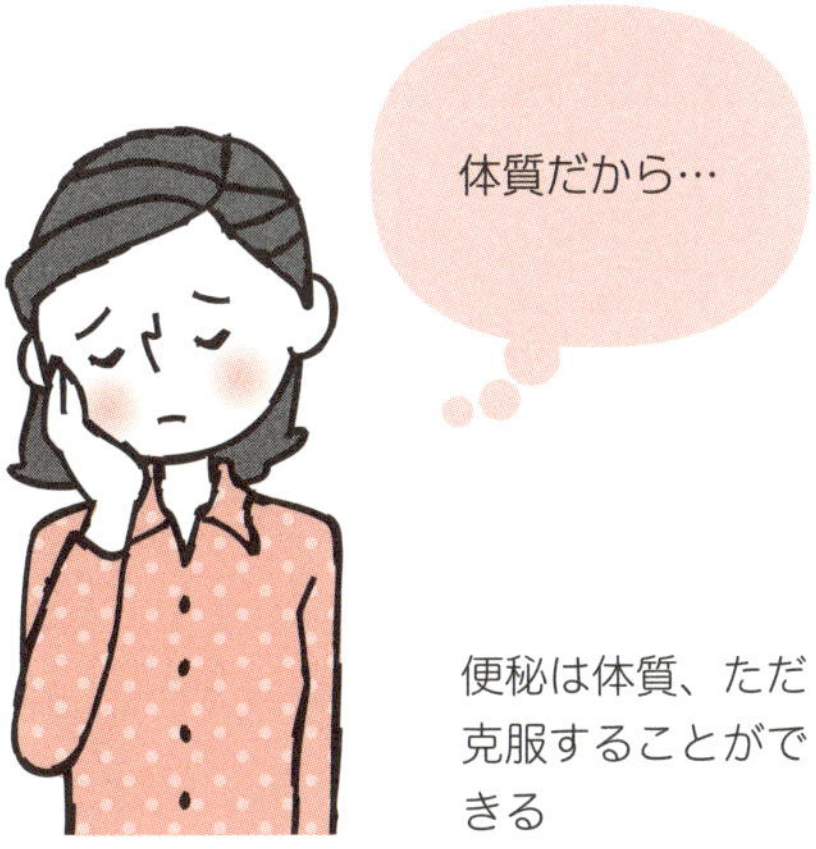

便秘は体質、ただ克服することができる

疑問 2

毎日出ないと便秘？

❌

「毎日出ないと便秘」、これが日本の便秘患者を苦しめていた最大の誤解でした。

毎日、朝ごはんを食べた後にするっと快便、すっきりというのが理想と思っている方も多いと思いますが、実は排便は毎日ではなくてもよいのです。

後ほど慢性便秘症の定義について詳しくお話しします。毎日出ていなくても、すっきり出せて、本人にお腹が張るなどの不快感がなければ、それ以上出す必要はありません。

排便回数は食べるもの、食べる量、個人の体質、そのときのコンディションでは著しく変化します。出すべきものを十分快適に出せていれば、毎日出す必要はまったくありません。

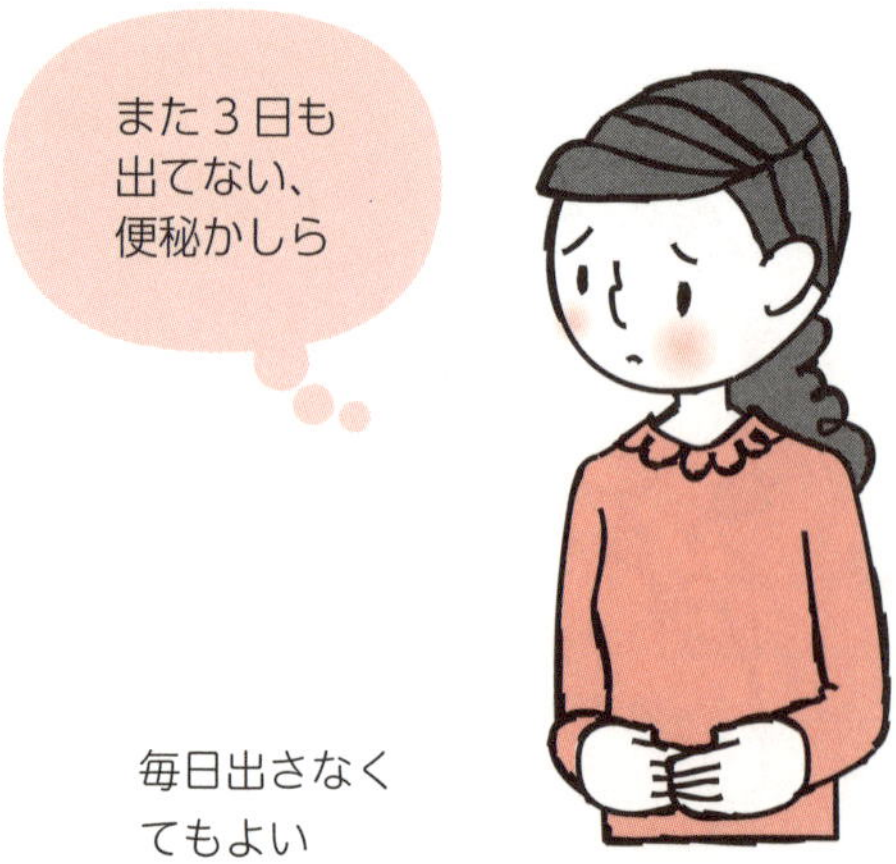

毎日出さなくてもよい

疑問3 慢性便秘は下剤で治す

△

いわゆる下剤とは、後にご説明するピコスルファートやセンナ、大黄《だいおう》など「刺激性下剤」のことです。下剤は強制的に大腸の内容の全部を排出させる薬で、環境の変化などによって生じたような一時的な便秘、急性便秘の薬です。

慢性の便秘に使用する場合では、大腸に硬い便が詰まってしまって出にくい状態が続いているようなときに、排出を促して大腸をいったんリセットするために使われます。たまに使用するのには向きますが、毎日飲む薬ではありません。つまり下剤は慢性便秘の薬ではないのです。

下剤を飲むとたっぷり便が出るということで愛用される方がいますが、たっぷり出るのは本来出さなくてもよい消化・吸収が終わっていない便も出してしまうからです。必要がないのに使用しているケースが多いのです。

下剤の使いすぎはかえって腸の状態を悪くしてしまうことがあるので注意が必要です。

疑問4
便秘の人はがんになりやすい？

×…○？

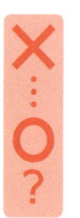

2000年までの研究では便秘と大腸がんの関連を示す報告がありましたが、近年では便秘と大腸がんは関係がないという報告がほとんどです。

アメリカ消化器病学会は一般的なリスク集団と比較して便秘集団が大腸がんを発症する相対リスクは0・76と、むしろ便秘患者の方が大腸がんは少ないという報告をしているほどです。

ただ、これはあくまで下剤をあまり使わなくなった海外の話。

東北大学の報告では週に2回以上下剤を使う方は、ほかの方に比べて2・76倍大腸がんができやすくなると報告しています。

すなわち便秘だからと言って大腸がんになりやすいわけではなく、また大腸がんリスクを高めないためにも適切な便秘対処が重要ということです。

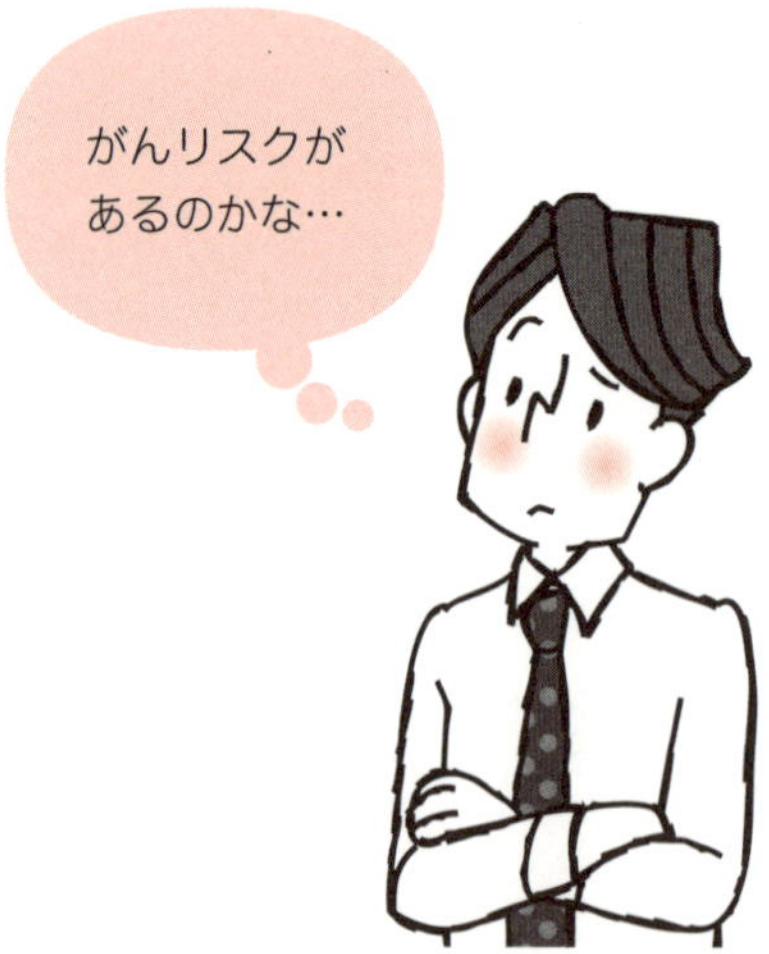

疑問5 便秘だと太る？

△

女性で気にされる方が多いのが、便秘と肥満の関係です。女性誌などで「便秘を解消してスリムに」といった見出しを見かけることもあります。

しかし結論から申し上げると、便秘だからといって太るという直接の因果関係はありません。

確かに便秘で便がたくさんたまっている場合は排出すればスリムになります。便がたまっていなくても腸の形のせいで下腹がポコッと膨らむこともあります。しかし、それは肥満とは関係のないことです。

ただし、便秘は食生活の偏りや、運動不足とも関係があります。便秘につながりやすい生活習慣と、肥満になりやすい生活習慣は重なっている部分もありますので、そういう意味では間接的に関係があるといえるかもしれません。

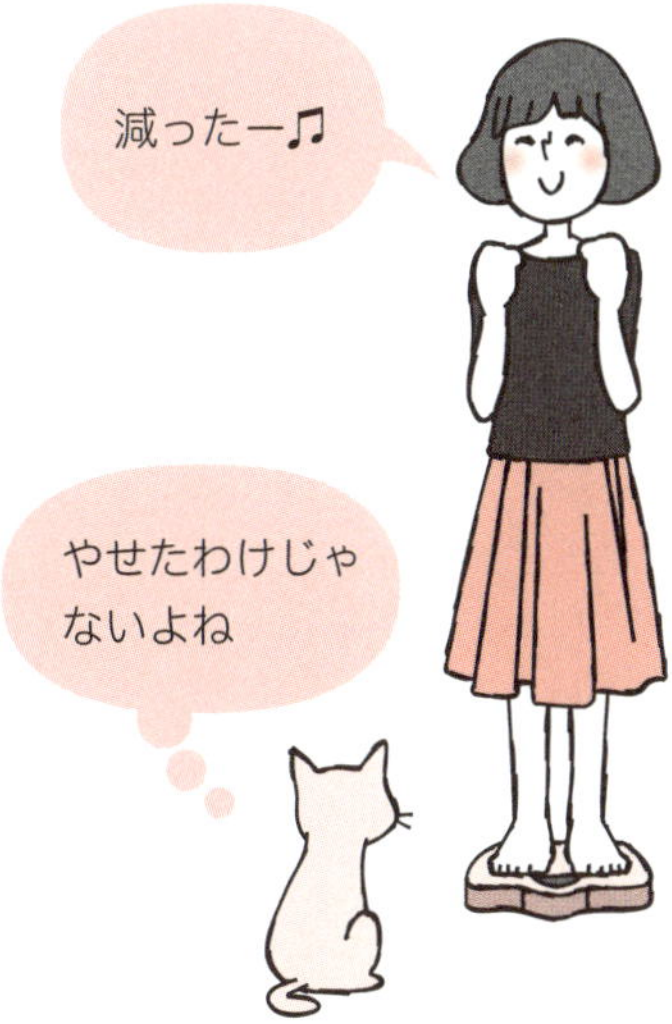

〜ガラパゴスだった日本、世界基準の便秘治療へ〜

どの診療科でも困っている患者さんがいて、非常に頻度が高く、実は治療が難しいという疾患である便秘に対し、医師が治療の際に指針とするガイドラインが存在せず、もちろん系統だった研究も全く存在せず、下剤に頼った経験的治療が行れていたのが日本の便秘治療でした。それは海外からするとまさにガラパゴス状態でした。

２０１７年10月に日本消化器病学会の慢性便秘の診断・治療研究会から『慢性便秘症診療ガイドライン（南江堂）』が上梓され、そのなかで慢性便秘の診察手順、検査方法、病態分類などを国際基準に合わせて記載しました。治療薬や治療法を科学的根拠に基づいてグレーディング（格付け）を行いました。

診療ガイドラインの登場によってこれまで経験的に行われてきた慢性便秘の診断と治療選択が科学的根拠に基づいたものとなり、日本の慢性便秘症診療と研究はまさにそのスタート地点に立ったのです。

では、これからあらためて、知っているようで意外と知らない便秘の知識を確認していきましょう。

第1章

慢性便秘症とはこんな病気

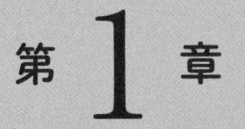

便秘とは

●まずそれは本当に便秘なのでしょうか

「便が毎日出ない」状態を便秘だと考えて悩んでいる人は多いことでしょう。

実は従来の日本における便秘治療の一番の問題点は「毎日出ないと便秘」と考え「毎日出そうとしていた」ことにありました。

しかし結論から言いますと、便は毎日出なくてもよいのです。したがって毎日出そうとする必要もありません。

便が出なくて困っているという人のなかには、まったく治療の必要がないという人が少なくありません。もともと3日に一度、1週間に一度しか排泄が必要でない人もいます。

また、食べる量が少ない人は当然便も少なくなります。食物繊維の少ない、消化されやすい食事内容であれば便のかさも減ります。

ですから、治療を要するかどうかを考えるときには、その人自身の無症状時との比較が必要になります。

腹痛や吐き気、お腹の張り、違和感などがない無症状だったとき、便秘が気にならなかったときの排便回数、それが、「3日に一度」「1週間に一度」という人は、もともとそういう体質だと考えられます。

無症状のときと比べて、変化がないのであれば、便が毎日出なくても、便の量が少なくても問題はありません。

しかし無症状時と比べて、便が硬くなっている、便の回数や量が明らかに減っている、肛門で便が出にくい、排便に時間がかかる、残便感があるという場合は、排泄ルートになんらかの異常が起きている可能性があります。

無症状だったときと比較する

❶ 以前の排便回数と現在の排便回数

❷ 以前と比較して現在の食べるものや食べる量

以前より多く食べていなければ便回数は増えない

治療を考える前に試してみていただきたいこと

食べる量が少ない人は、当然便も少なくなるとお話ししました。排便回数は、①食べる内容、②食べる量、③体質によって大きく異なります。さらには、④環境の影響を受けて回数が著しく減る「体質」の人がいます。

便秘で悩む人に、食事量が少なすぎる、食物繊維が少なすぎる、水分が少なすぎるという生活習慣が見られることがあります。このような生活では、便の量は少なく、硬くなります。前述したように便の量は少なくてもよいのですが、硬く、出しにくいのは問題です。

そしてさらに便秘は、運動習慣とも大きな関わりがあります。日頃から運動量の多い人は便秘になりにくいのです。

私は便秘に関して学校での実地調査を行っていますが、スポーツ系の学部や日頃運動を推奨している学校では便秘は「存在しない病気」となっています。こうした身体活動量の多い環境では便秘に悩む人がほとんどいないのです。

そこでご提案したいのですが、まずは試しにバランスのよい食事を心がけ、一日1L以上の水分を摂り、ラジオ体操などの運動をしてみましょう。できれば1日に20g程度の食物繊維を摂るとよいでしょう。

また朝食を摂り、朝食の後には便意がなくても3分間排便を試みましょう。

ただし、なにごとも「適量」が重要。水の飲みすぎ、食物繊維の摂りすぎは効果がない、もしくは逆効果になってしまう場合もあることがわかっています。

試してみて効果がないときは、そこには便秘の原因がありません。それ以上、量や頻度を増やして摂取することは控えましょう。

そして、これらのバランスのよい食事、適度な水分摂取、適度な運動はそもそも健康によい生活習慣です。生活習慣病リスクを下げる生活習慣でもあるので、便秘でない人にとっても体によいことです。便秘をきっかけに生活習慣を見直す、これは一石二鳥のよいことでしょう。

便秘を改善するための生活習慣については第6章でも詳しくご紹介しています。

治療を考える前に

出ない理由として
食事量は少なくないか
食物繊維は少なくないか
水分摂取量は少なくないか
運動量が少なくないか

などがないか確認してみましょう。

慢性便秘症の診断基準

●慢性便秘の定義

新しい『慢性便秘症診療ガイドライン』によると慢性便秘は、**本来体外に排出すべき糞便を十分量かつ快適に排出できない状態**と定義されています。

つまり出すべきものを十分に、快適に排便できていれば、回数や量は問題としていないわけです。治療が必要な病気としての便秘は回数や量よりも、排便に伴う困難さや残便感などの症状に注目して診断されるのです。

従来は、「便秘」といってもなにをもって便秘というのか、曖昧なところがありましたが、これにより全国の医療現場で「便秘」に対する共通した考えを持てるようになったわけです。次に、もう少し詳しく実際の医療現場での診断基準を見てみましょう。

●慢性便秘症の診断基準

診療ガイドラインによると慢性便秘症の診断基準は次のように示されています。

まとめると、診療ガイドラインでは、①硬い便、②排出困難、③残便感、④便回数が週3回未満という項目のうち、2項目以上を満たすものを治療対象と捉えています。

排便回数だけではなく、排出困難や残便感など併せた症状があって初めて「慢性便秘症」となり、治療や対策が必要となるのです。

排便回数が少ないだけでは便秘ではなく、治療対象ではありません。便の回数が少ないことの他に症状がなければ対処する必要がないのです。

次項では、食べたものが消化され、便となって排出されるしくみを一緒に確認してみましょう。便が出ないという状況にはなんらかの理由があるはずです。その理由を知ることが適切な対処法を見出すための近道になるでしょう。

慢性便秘症診断基準

①「便秘症」の診断基準　以下の6項目のうち、2項目以上を満たす

- a 排便の4分の1超の頻度(4回に1回以上)で、強くいきむ必要がある
- b 排便の4分の1超の頻度で、兎糞状便または硬便である
- c 排便の4分の1超の頻度で、残便感を感じる
- d 排便の4分の1超の頻度で、直腸肛門の閉塞感や排便困難感がある
- e 排便の4分の1超の頻度で、用手的な排便介助が必要である（摘便・会陰部圧迫など）
- f 自発的な排便回数が、週に3回未満である

②「慢性」の診断基準

6ヵ月以上前から症状があり、最近3ヵ月間は上記の基準を満たしていること。便秘型IBSを除外しない。

慢性便秘症診療ガイドライン2017（南江堂）より改変

腸と排便のしくみ

●食べたものが排泄されるまで

排便回数が少ないだけでは治療の対象にならないことはわかりました。

下痢や便秘などの便のトラブルを抱えていると、とかく〝出口〟ばかりが気になりますが、食べたものが出口から出てくるまでにはいろいろな過程があります。

私たちが食べたものは、どのようにして便になり、排出されていくのでしょうか。まずは私たちの消化器のしくみを見てみましょう。

①口から胃へ

私たちは、まず食べ物を口に入れ、噛みます。おいしいものを食べると唾液が自然に出てきますが、唾液には消化酵素であるアミラーゼが含まれています。「口の中でよく噛む」のは、消化活動の始まりなのです。

噛みくだかれ、飲み込まれた食べ物は、食道を通って胃に運ばれ、しばらく蓄えられます。この間、胃では、食べ物が胃の「ぜん動運動」で胃酸に混ぜられて、消化しやすいドロドロの形状になっていきます。

実は、胃では消化はあまり進みません。胃は食べたものを一時的に貯めておく袋としての働きが主で、消化が効率よく進むように少しずつ食べたものを送り出す役割を担っています。

②十二指腸・小腸

胃から送り出された食べ物は、小腸の入り口にある十二指腸で、胆汁と膵液と混ざり合います。この2つの消化液によって、本格的に消化が進んでいくのです。

胆汁に含まれる胆汁酸は、脂肪を乳化して消化吸収を助けながら内容物と一緒に大腸へ流れていきます。膵液には、糖質、脂肪、たんぱく質の分解に関わる消化酵素が含まれて

胃から腸へ

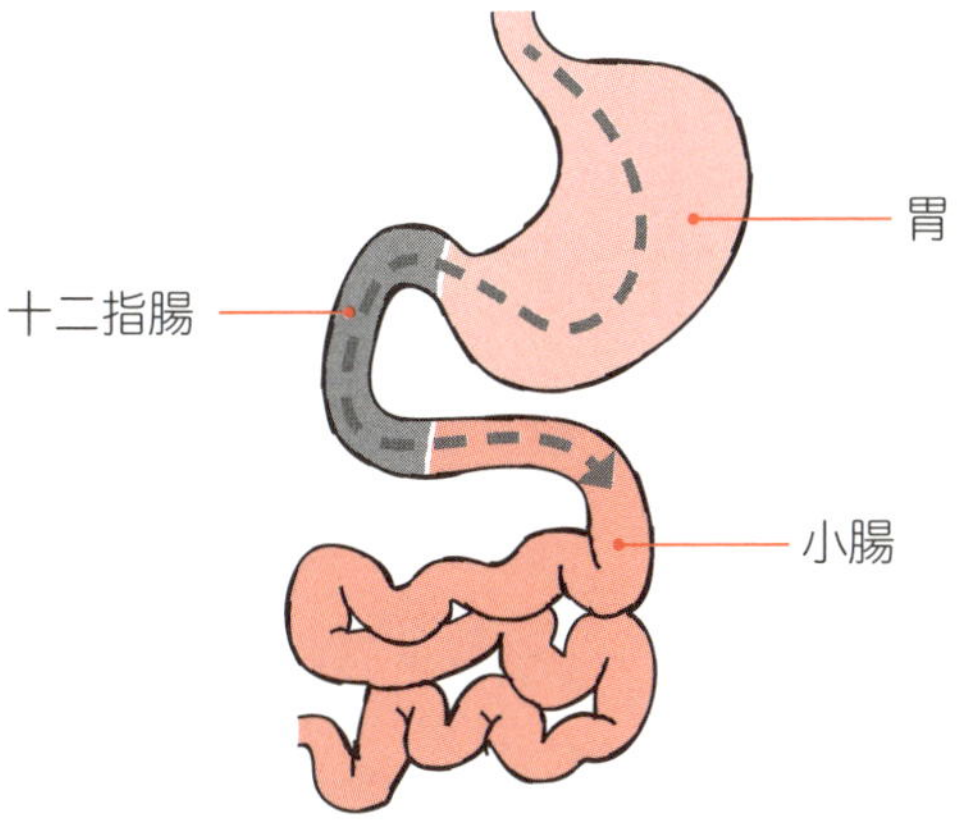

胃はためておいた食べ物を少しずつ送り出します。
食べたものは十二指腸で、胆汁と膵液と混ざり合います

います。

こうした消化液の働きによって、食べたものはより細かな成分へと分解されていき、小腸を通る間に必要な栄養素が吸収されていきます。

水分は一日当たり約2Lが口から入り、唾液・胃液・膵液《すいえき》・胆汁など約7Lの水分が加わって計約9Lの水分が小腸に入ります。

小腸では電解質の取り込みと分泌、糖類・アミノ酸の吸収の結果、7～8Lが吸収され、2L弱の水分が大腸に送られます。小腸の水分吸収能力は約16Lと言われています。

③大腸

小腸を通り抜けて大腸までたどり着いたものは、必要な栄養素を取り除いた〝残りかす〟

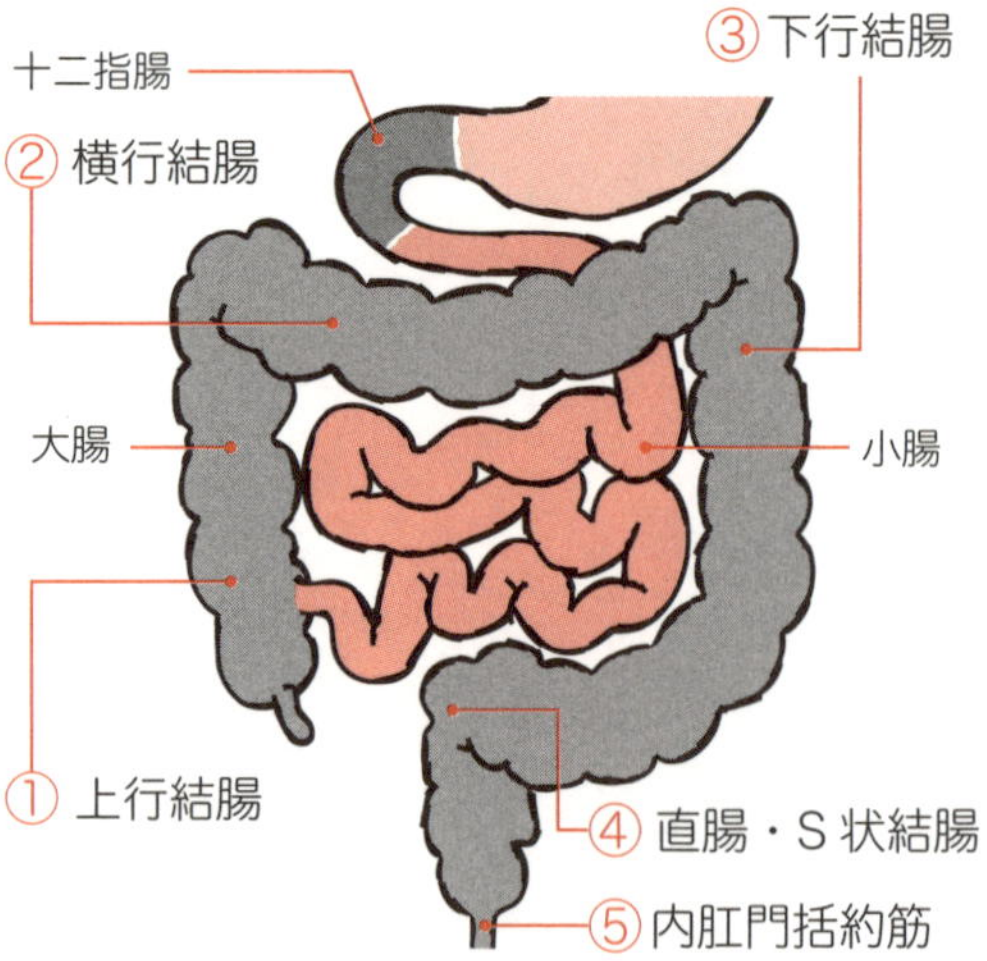

小腸では栄養分を吸収。その過程で水分も吸収され、残ったかすと水分が大腸へ送られます。

小腸では7～8Lの水分が吸収され2L弱が大腸に送られます。小腸の水分吸収能力は約16Lです。①と②の上流側は消化吸収作用、横行結腸肛門側は便の貯留を主に行います

で2L弱の水分も含まれる便の材料です。

このときは、まだたくさんの水分を含んでドロドロの状態ですが、大腸の中を運ばれていくとき、主に横行結腸で水分と残りの電解質（ナトリウムやカリウムなど）が吸収されて約100mlの水分が残ります。

大腸の水分吸収能力は約4～5Lとされ、通常はこの範囲内にあります。

大腸は機能的に①上行結腸、②横行結腸、③下行結腸、④直腸・S状結腸、⑤内肛門括《かつ》約筋《やくきん》の5つに細分されます。

大腸は内容物を先に送り出すだけではなく、逆行させるような運動をすることがわかっています。便は、大腸の中を行ったり来たりしながら、少しずつ水分を取られ、塊《かたまり》となっていくのです。

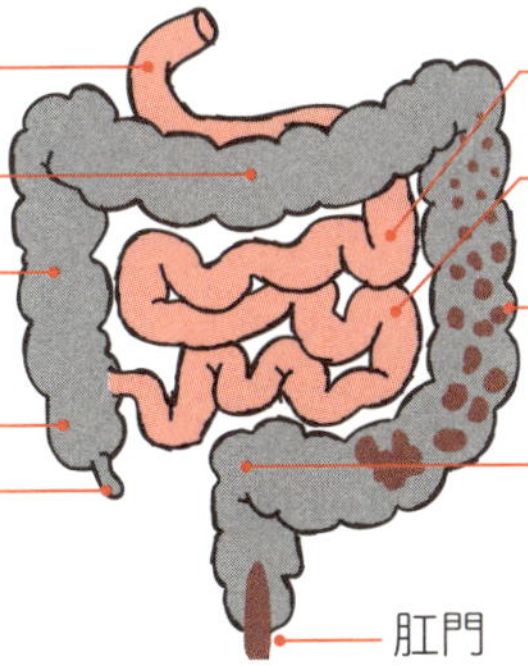

排便時は大腸内全てではなく、大腸の半分（②の下流側から直腸まで）の内容が排出されます。食べたものは3～4日間でその間に摂取した食べ物と混ざり合いながら排泄されます。

大腸の中で一時停止している便を先に進める青信号になるのが、次の食事です。まず胃の中に食事が入ると小腸内容が上行結腸に移行する量が増えて、胆のうから分泌された胆汁が大腸に届きます。胆汁酸は体内下剤と呼ばれるように便を先に進める運動を起こします。食後、この「胃腸反射」で腸の動く時間は2時間ほどです。そして、便がS状結腸に到達するとぜん動運動が止まり、一定量になるまで、S状結腸にためて置かれます。

睡眠中は下行結腸やS状結腸の運動は低下して安眠を妨げません。夜間に排便で起きることがないのはこのためです。

④排出

S状結腸から直腸に便を進めるぜん動は、大腸のほかの部分とは違って1日に数回ほどしかありません。便が直腸に流入すると直腸肛門反射で内括約筋が弛緩し外括約筋が収縮して排便の準備が整います。直腸の壁が伸びて、その情報が脳に伝わり便意を感じます。

排便しようとすると外肛門括約筋と肛門挙筋《きょきん》が弛緩し、腹筋と横隔膜の収縮で腹圧が上昇し、座位から膝を抱え込む排便姿勢により、肛門をロックしていた直腸と肛門の角度（直腸肛門角）が緩み、骨盤底が降下し肛門管と肛門が開き、排便となります。

ルートに異常はあるか

ここまで、食べたものが便として排泄されるまでのルートについて確認してきました。

このルートのどこかに異常があれば、便秘や下痢などの症状が起きます。便秘や下痢が生じるということは消化と吸収、排便ルートになにか異常が起きているサインです。

腸の動き、消化液の分泌や働きの異常、また腸管がなんらかの原因で狭くなったり、通りにくくなったりしているケースもあります。便秘といっても原因はさまざまなのです。

患者さんそれぞれの「出ない原因」を知ることが大切です。

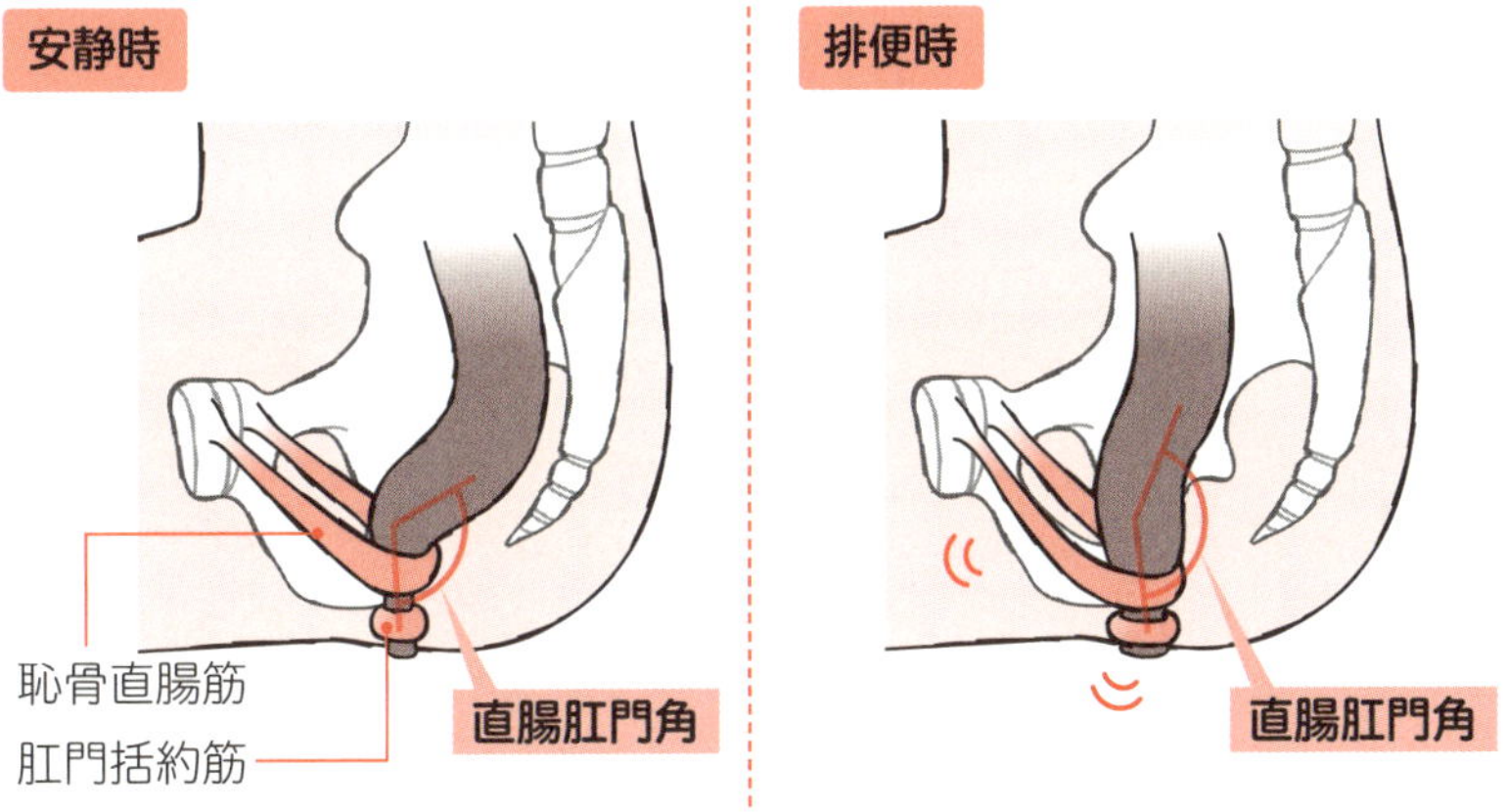

いきむと恥骨直腸筋と外肛門括約筋が弛緩します。

症状から見た便秘のタイプ

●便秘にはタイプがある

ここまで見てきたように、排便ルートの異常が便秘の原因となるわけです。ここからはもう少し便秘を細かく見ていきましょう。

便秘はその原因と病態により、いくつかのタイプに分類されます。一口に便秘といっても、「出ない状況」は同じではありません。

便秘の適切な治療法を考えるうえでは、まずどのような症状が出ているか、それがどのような原因と病態で出ているのかをよく見極める必要があります。

●急性かどうか

まず、どれぐらい症状が続いているのかに注目してみましょう。便秘には病悩期間6ヵ月未満の急性便秘と6ヵ月以上の慢性便秘があります。

急性便秘には器質性便秘（大腸やお腹のがん、結腸軸捻転《じくねんてん》症、腹腔内癒着《ゆちゃく》、内ヘルニアなど）と、機能性便秘（環境の変化による一過性便秘、急性偽性《ぎせい》腸閉塞、腹腔内急性炎症による）があります。腹痛や発熱、血便や体重減少などがある場合はすみやかに医療機関を受診しましょう。

慢性便秘のタイプ

慢性便秘には、大腸と大腸周辺の病気による器質性のものと、各器官の働きの問題で起きる機能性のものがあります。

器質性の慢性便秘には大腸が狭窄《きょうさく》（狭められ、通りにくくなる）することで便秘となる狭窄性（大腸がん、クローン病、虚血性大腸炎など）の便秘と、狭窄と関係なく起きる非狭窄性の便秘として排便回数が減少するもの（巨大結腸など）と、排出が困難なもの（直腸瘤、直腸重積《じゅうせき》、巨大直腸、小腸瘤、S状結腸瘤など）があります。

機能性の慢性便秘には、原因がはっきりしない特発性便秘、便秘型過敏性腸症候群（IBS）、代謝・内分泌疾患、神経・筋疾患、膠原病《こうげんびょう》の結果起きる症候性便秘、向精神薬、抗コリン薬、オピオイド系薬などの副作用による薬剤性便秘があります。これらの機能性便秘を新しいガイドラインでは、大腸内を通過するのにかかる時間によって「大腸通過遅延型」と「大腸通過正常型」に分類して考えることとなりました。

一方、便こらえ等による直腸感覚低下、直腸や肛門機能障害の骨盤底筋協調運動障害などは「機能性便排出障害」と分類されることとなりました。

1920年にドイツで提唱されたとされる従来の「けいれん性便秘」「直腸性便秘」「弛《し》緩性便秘《かんせい》」などの分類は、個別の便秘の原因を考えるうえではわかりやすいものでしたが、検査を用いた定量的な研究に用いるのには難がありました。

しかしながら新しい病態分類で「大腸通過遅延型」といわれてもどうして遅延するのか、「大腸通過正常型」でなぜ便秘になるのか、その原因がわかりません。

この新しい診療ガイドラインの分類は、私が大腸内視鏡検査法の開発過程で見つけた「挿入困難の原因」に従来分類を当てはめて考えることで理解しやすくなるようです。

次項からは原因別に分けた便秘のタイプについてわかりやすく紹介します。

慢性便秘症の分類

<table>
<tr><th colspan="2">原因分類</th><th>症状分類</th><th>検査でわかる病態による分類</th><th>考えられる原因</th></tr>
<tr><td rowspan="3">器質性
なにか確認できる病変がある</td><td>狭窄性
大腸が狭くなっている</td><td></td><td></td><td>大腸がん、クローン病など</td></tr>
<tr><td rowspan="2">非狭窄性
大腸が狭くなってはいない</td><td>排便回数減少型</td><td></td><td>巨大結腸など</td></tr>
<tr><td>排便困難型</td><td>器質性便排出障害</td><td>直腸瘤、直腸重積、巨大直腸など</td></tr>
<tr><td colspan="2" rowspan="4">機能性
排便のための機能が低下している</td><td rowspan="2">排便回数減少型</td><td>大腸通過遅延型</td><td>特発性(原因不明)便秘、便秘型 IBS、症候性便秘(代謝、内分泌、神経疾患などによる)、薬剤性便秘など</td></tr>
<tr><td rowspan="2">大腸通過正常型</td><td>食事の量が少ないなど</td></tr>
<tr><td rowspan="2">排便困難型</td><td>便秘型 IBSなど</td></tr>
<tr><td>機能性便排出障害</td><td>骨盤底筋協調運動障害、直腸性便秘、腹圧の低下など</td></tr>
</table>

慢性便秘症診療ガイドライン 2017 （南江堂）より改変

原因から便秘を考える

●慢性的な便秘を招く主な原因

前項では大腸と大腸周辺の病気による「器質性便秘」を含めた便秘の概要を説明しました。次に腸管の機能障害で起きる「機能性便秘」を原因別に分類してみましょう。

「慢性便秘症」といっても、その原因はいろいろあります。

ストレスが関係する便秘、大腸自体に問題がある便秘、排便習慣やお尻の構造が原因となる便秘、下剤の使いすぎによる便秘などがあり、原因が違えば、当然対応も異なります。ですから、慢性便秘症の対応策を考える場合は、その原因がなにかを考えることが大切です。

では便を出なくさせるものはなんでしょう。慢性便秘症の原因には、次のようなものがあります。

便秘の原因

一次性便秘：便秘が主病名になるもの

①ストレスで大腸がけいれんして便秘になる体質「腸管運動異常」：

けいれん性便秘、便秘型ＩＢＳ（腹痛を伴う場合）

②運動不足で腸の形から腹痛を伴う便秘となる体質「腸管形態異常」：便秘型ＩＢＳ

③直腸が鈍感になり便意がない「排出障害①」：直腸性便秘

直腸肛門の機能障害「排出障害②」：骨盤底筋協調運動障害

二次性便秘：ほかの病気やその治療の結果便秘になるもの

④糖尿病や神経の病気による影響：症候性便秘

⑤薬剤の副作用による大腸運動の抑制や便の硬化：薬剤性便秘

⑥下剤を長期間毎日内服することによる下剤性便秘：弛緩性便秘

まず、慢性便秘症自体が主な病気である「一次性便秘」と、ほかの病気やその治療の結果としての「二次性便秘」に分けられます。

「一次性便秘」はストレス、運動不足、排便忌避、直腸肛門の働きの異常が原因で、「二次性便秘」は全身の病気の影響、薬の副作用が便秘の原因になります。

順番に詳しく見ていきましょう。

「一次性便秘」

❶ ストレスで大腸がけいれんして便秘になる体質「腸管運動異常」

けいれん性便秘、
便秘型ＩＢＳ（腹痛を伴う場合）

後述する過敏性腸症候群（ＩＢＳ）は、不安や緊張など精神的ストレスで大腸がけいれんして下痢や腹痛を起こす病気としてよく知られていますが、実はストレスで強い腹痛を伴う便秘を起こすタイプ、「便秘型ＩＢＳ」もここに入ります。

同じようにストレスによって腸がけいれんして腹痛のない便秘を招くことがあります。これが「けいれん性便秘」です。

平日や旅行中、出張中は便秘になるものの、

けいれん性便秘

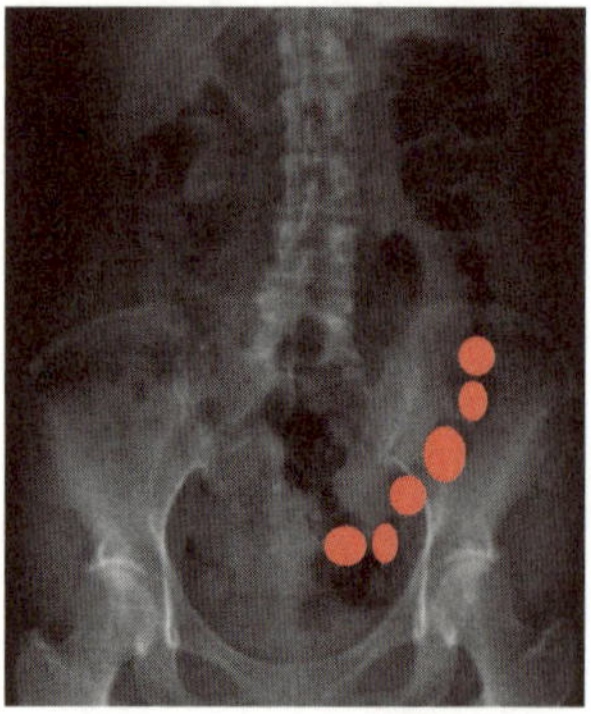

竹の節状の腸内に兎糞が少しのみ。3日出ていない状態

便秘型 IBS
（腸管運動異常）

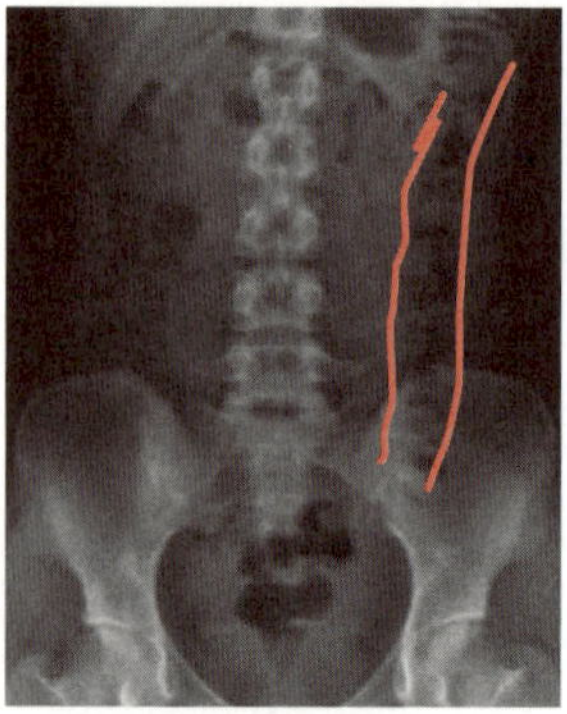

下行結腸の強いけいれん。3日出ていないが便はほとんどない

休日、または帰宅すると快便というのが特徴で、心当たりがある方も少なくないと思います。

腸の内容物は、大腸のぜん動運動によって肛門のほうへと運ばれていくのですが、ストレスによって便秘が起こる患者さんの場合、ストレスがかかると、大腸のひだが同じ場所で収縮して前後には動きません。そのため、便はひだとひだのあいだに留まったまま前に押し出されません。その間に水分がどんどん吸収されるため、便は圧縮され、ウサギのフンのようなコロコロの状態になるのが特徴です。数ヵ月も出なくなる方がいるほどです。結果として大腸の通過に時間がかかるため「大腸通過遅延型」になると考えられます。

生物学的な意義としては決して悪いことではなく、「緊急事態では排便する必要がない体質」と考えられます。大災害や戦争など緊急事態では排便しなくてよい、感染リスクともなり得るトイレで排泄しなくてよいということは、生き残りの上で実は有利な体質です。

ただ、後で説明する腸の形の異常が合併すると硬い便が引っかかって出ないため、対応が必要になります。

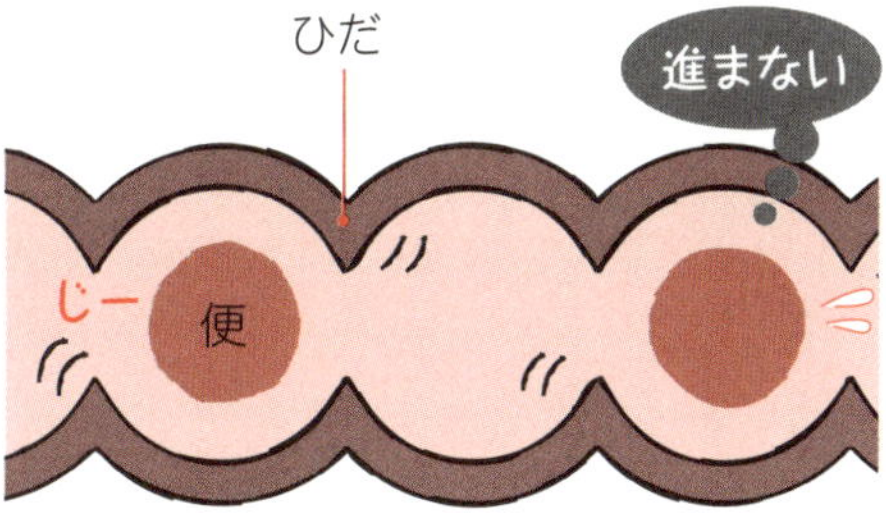

ひだは動いているが、便は前に進まない

治療としては、まず「ストレスがあると便が圧縮されて、毎日出さなくてよくなる特異体質」と理解して受け入れることが重要です。

仕事や家庭のトラブルなど解決しにくいストレスを抱えているときは難しいですが、便秘だけを悩んでいるときは「そういうものか」と理解するだけで症状が軽減するのが特徴です。私がテレビで「毎日出なくてよい」と話したのを聞いただけでよくなったという患者さんもいたほどです。

また、便を軟かくするために水分を多めに摂ったり、便に水分を留めるため「浸透圧下剤」でもあるオリゴ糖や食物繊維を食事に適度にプラスすることも効果があります。けいれん性便秘では新規便秘薬の上皮機能変容薬のルビプロストンが、便秘型ＩＢＳではリナクロチドが効果を発揮する病態です。

❷ 腸の形が原因で、運動不足によって腹痛を伴う便秘となる「腸管形態異常」 便秘型ＩＢＳ

腸の形が便秘の原因になっている方たちがいます。

腸の形というと理科や生物の教科書の人体図で見たような四角い形をイメージされる方が多いと思いますが、日本人では四角い形をしている方の方がまれで、お腹のなかで大腸が異常にねじれたり（ねじれ腸）、骨盤内など低い位置に落ち込んだりしている（落下腸）

人の方が多いのです。

こうした人は、腸が四角い人に比べると便の通りが悪く、とくに運動不足で便秘になりやすくなるようです。こうした腸管形態異常については第5章で詳しくご説明します。

ねじれている分、通りにくいですし、引っかかりやすくもなり、便を出すためには大腸が強く動く必要があり、痛みを伴うことも多くなるわけです。こうしたケースでも適度に運動して腸が揺らされていると、内容物も通りやすくなります。

運動を行うと排便時のいきみ、残便感の頻度は低下します。便が消化管のなかを通過する時間も短くなるので硬便になることも少なくなります。運動しない人は運動する人に比べて3・24倍も便秘になりやすいという報告があります。

また若い人では座っている時間が長い座業の人より、体をよく動かす仕事をする人に便秘が少ないという報告もあります。

実際に運動を励行している学校やスポーツ学科などでの調査では便秘が見られないことは前に述べたとおりです。逆に病気やけがにより運動量が減ったために便秘になったとい

便秘型 IBS
(腸管形態異常)

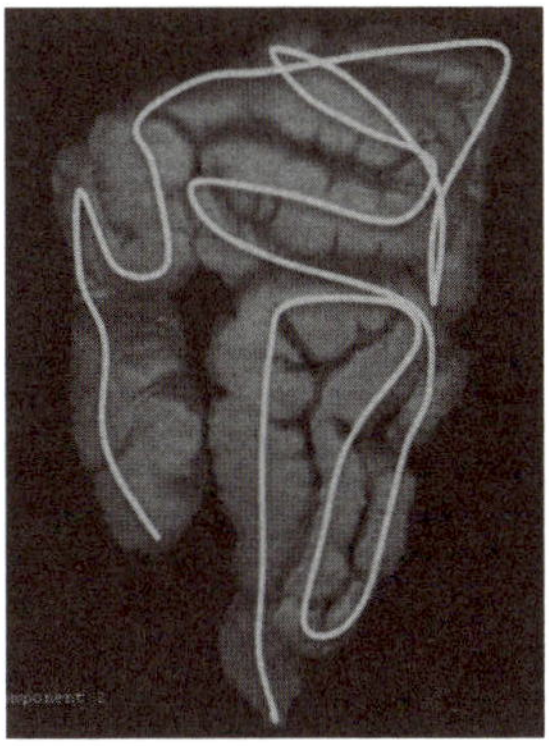

腸の形が原因で便が引っかかりやすい

コラム 緊張で腸が動いてしまう

ストレスで下痢や便秘を起こす患者さんに無麻酔で大腸内視鏡検査を行うと、腸の動きを止める薬（抗コリン薬）を使っているにも関わらず、検査による緊張で異常な腸の動きが見えます。内視鏡が入りにくくなったり、押し返されたりすることがあります。この方たちのほとんどがストレスがかかると下痢をする「IBS」や､逆に便秘になってしまう「けいれん性便秘」です。

抗コリン薬をいくら追加しても腸の動きを止めることはできません。検査を受けている本人も大変ですが、検査をする医師の方も大変です。

実はこの腸の動きはセデーション(鎮静)やリラクセーションを行うと１分程度ですっと消えてしまいます。

人間は怖いときには目を閉じますが、目を閉じることにはリラクセーション効果があるのです。

実際、腸が動いてしまうIBS患者さんに目を閉じてもらうと、大腸内視鏡検査が３分も時間短縮できたことを報告しています。

緊張から下痢になる方は、ピンチのときに目を閉じると１分程度で症状が収まる可能性があります。一度お試しあれ。

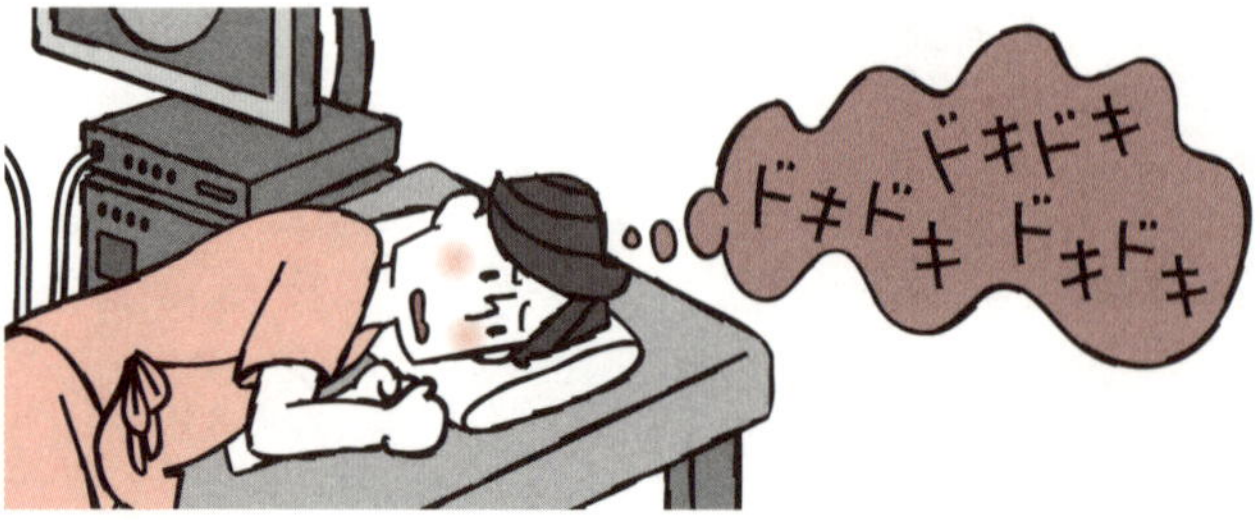

う方にもよく遭遇します。運動は心肺機能や生活習慣病の改善のためにも重要です。「便秘治療をきっかけに運動する」というのは、とてもよい解決策ではないでしょうか。

❸ 直腸が鈍感になり、便意がない「排出障害①」

直腸性便秘

便意というのは直腸から脳に送られるシグナルです。そして少し我慢したり、気を紛らわせることで消すこともできるくらい微妙な感覚です。

便意を感じたときに、忙しかったり、痔でお尻が痛いなどの理由でトイレを避けると、便意が起こらなくなって便秘に陥ることがあります。これが直腸知覚低下による「直腸性便秘」です。幼児、若年女性、高齢者に多くみられます。

直腸、S状結腸は排便にとても重要な役割を果たしています。トイレを我慢すると直腸に便が貯留した状態が続き、知覚が鈍くなり便意が消えてしまいます。X線検査では直腸にかなりの量の便が見えているにも関わらず「便意を感じない」という人もいます。

便意が消失しているので、直腸へ便がさら

直腸性便秘

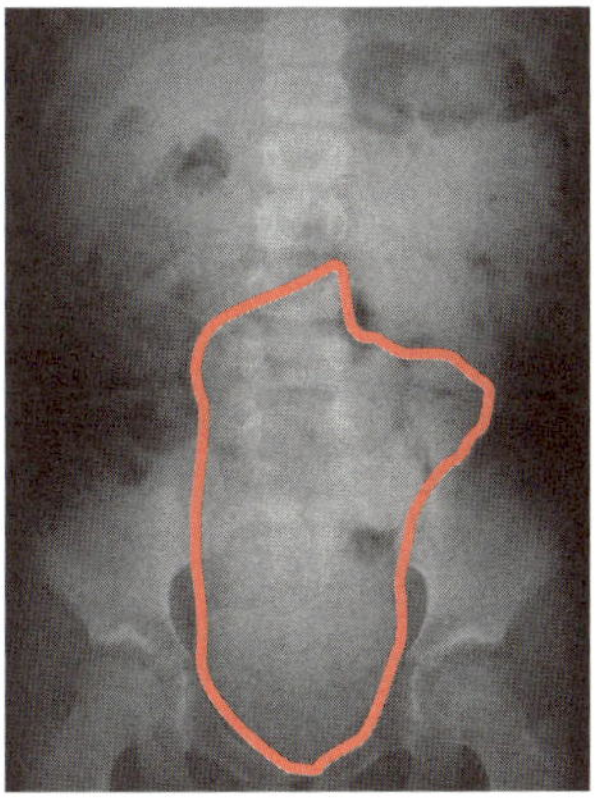

巨大な便の塊。便意はない

に溜まり、便が大きい塊になるため、出すときはさらに大変という悪循環に陥る…、これが直腸性便秘です。

　幼児では、この悪循環から排便行為から逃げてしまう「排便忌避《きひ》」が問題となります。

　治療では、浣腸などを使用して一度完全に便を排出させ、直腸を空にします。幼児の場合は、オリゴ糖や酸化マグネシウムを内服して便を軟らかく出しやすくします。

　その後は、便意がなくても、毎日、朝食後や夕食後など、大腸が活発に動く時間帯に規則正しく3分程度排便努力をする習慣をつけます。年齢に関わらず直腸の回復はすみやかで、直腸の働きと感覚は1～2週間で戻ってくるでしょう。

「直腸性便秘」の悪循環

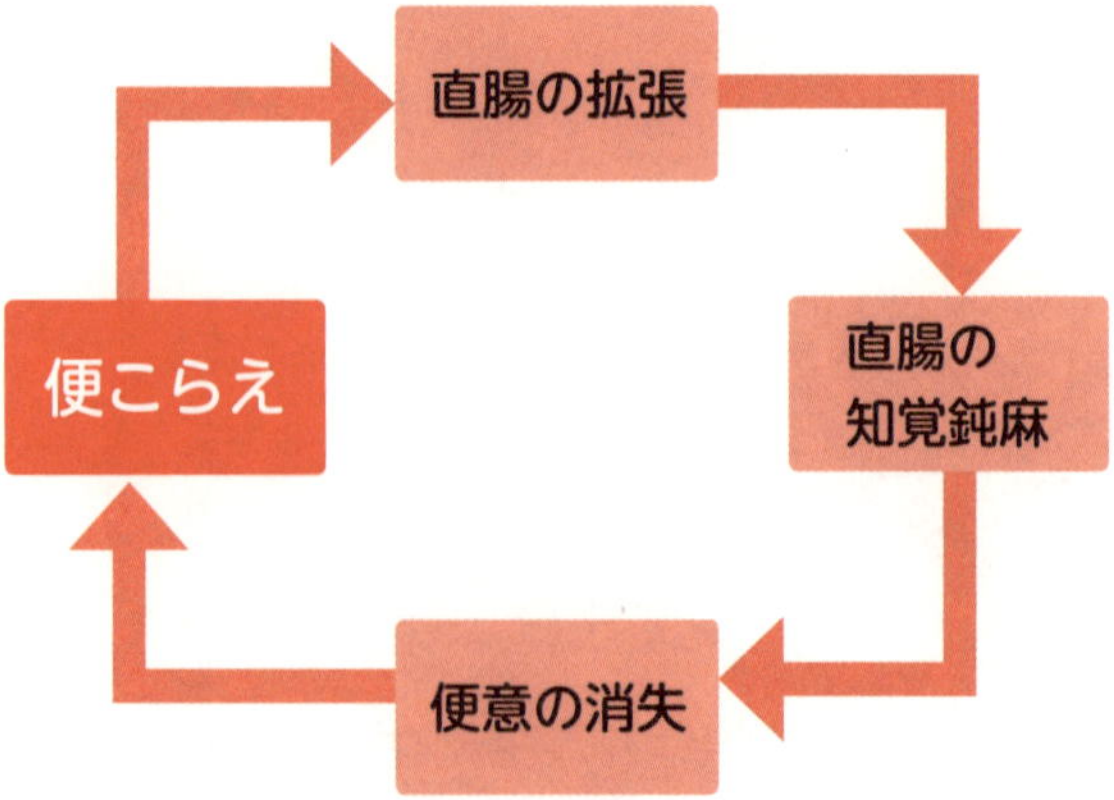

コラム 小児の便秘

成人の便秘の多くが小児期発症です。つまり子どもの頃から便秘に悩んでいる方が多いのです。

ただし、小児とはいっても6歳未満の幼児では少し様相が異って、多くが「排出障害」のなかの「直腸性便秘」です。久里浜医療センターの幼児の便秘症患者さんは90%以上が直腸性便秘です。

幼児は力加減ができません。便を出しにくい体質（第5章）の子では排便のたびに痛みが生じるため、排便を我慢しがちになり結果的に直腸性便秘になります。排便を我慢すると直腸の便も大きくなり、さらに出すのが大変になるという悪循環です。私はこの内容を第119回日本小児科学会学術講演会で「当院小児・成人便秘患者の病態の検討 直腸肛門角異常の影響」として発表しました。

治療は、まず浣腸などで直腸にたまった大きな便を排出させます。その後はオリゴ糖もしくは酸化マグネシウム製剤を内服して便を軟かくします。排便をしやすいポーズ（142ページ）がとても大切です。また便をためないように食後の排便習慣を身につけることも大切です。

浣腸を使ったとしても便が出たら思いっきり褒め、「浣腸をしなくてもいいようにがんばろうね」と声をかけて良い意味での「あめとむち」を用いると、幼児でもだんだん正しい排便を学習して、便秘も卒業しています。

成人の便秘の多くは小児期発症ですが、幼児の便秘は大人の便秘につながらない「卒業できる」便秘です。

あわてず、落ちついて便秘を治していきましょう。

④ 直腸まで便が来ているのに便が出ない「排出障害②」

骨盤底筋協調運動障害

骨盤底筋とは、骨盤内の臓器を支えたり、排泄をコントロールする役割を持つ筋肉群のことです。これらは排便の際、いきむのに合わせて筋肉を緩めたりするなど、協調して働いているのですが、これらの働きが悪くなるのが骨盤底筋協調運動障害です。

骨盤底筋協調運動障害では、直腸まで便が来ているのに便を出せなくなります。大きく硬い便の通過による痛みや不快感を回避するための不適切な適応として、括約筋の収縮が学習されることが一因とされています。また、高齢になると男女関係なく増えます。筋力が弱ったり、しっかりいきむための排便姿勢をとれなくなったりといったことも関係しているようです。

腹部X線検査では肛門のすぐ上に便塊が確認されます。

このタイプの便秘では、肛門科を受診するとよいでしょう。専門病院でバイオフィードバック療法（125ページ）などを行い、骨盤底筋のコントロール力を回復させます。

骨盤底筋協調運動障害

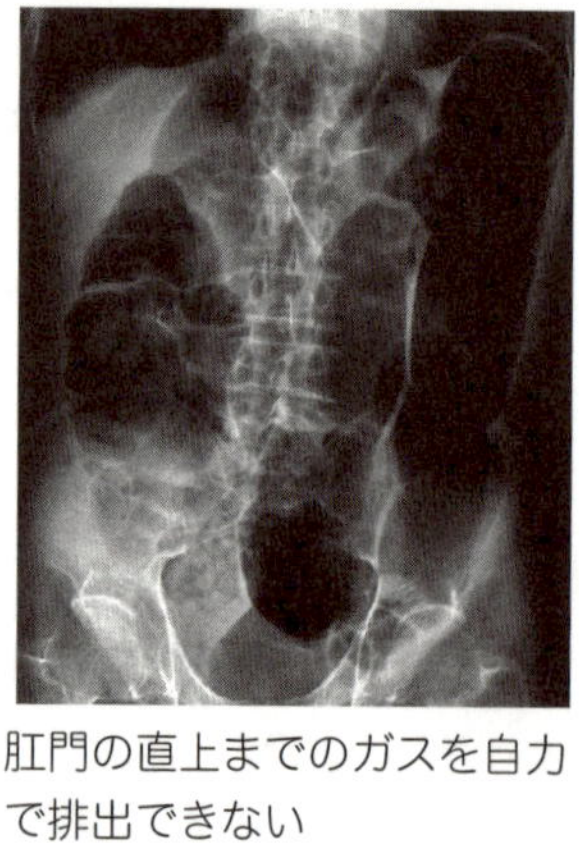

肛門の直上までのガスを自力で排出できない

図解 便秘の病態と治療

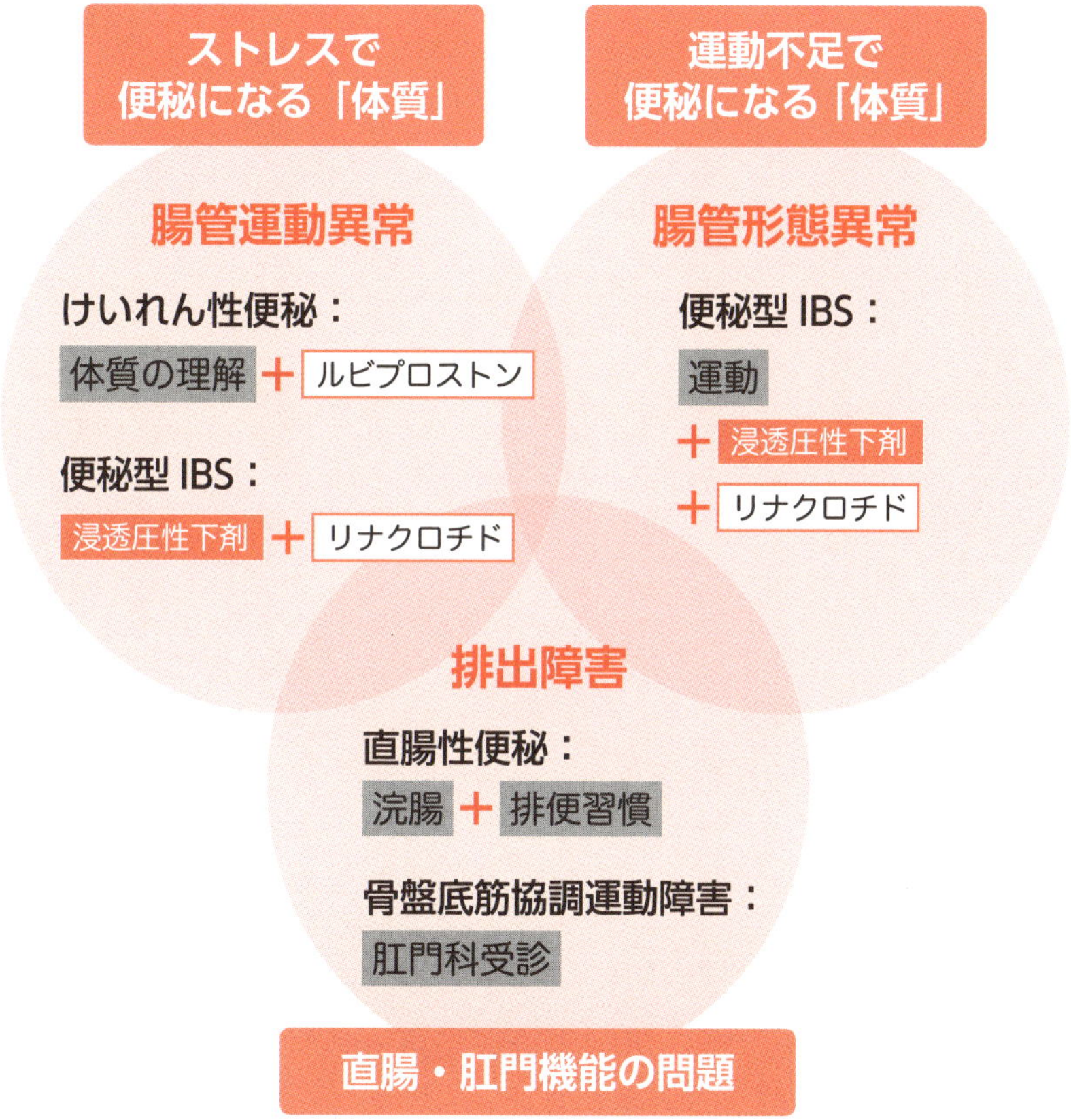

□ は薬剤名（100 ページ～）

「二次性便秘」 全身の病気やその治療の影響で便秘になる

5 糖尿病や神経疾患などの影響 症候性便秘

便秘の中には、ほかの病気の一症状としてあらわれるものもあります。これらを症候性便秘といいます。

よく見られるものでは、糖尿病や甲状腺機能低下症、神経の病気、膠原病、慢性腎不全などの身体疾患、うつ病や心気症などの精神疾患が挙げられます。

こうしたケースでは、もととなっている病気の治療を行いながら、便秘の症状に合わせた対処を行います。後述の世界消化器病学会（WGO）の対症療法が適する状態です。そのエッセンスはバランスの取れた食事、適度な運動をまず行いましょう、それでだめなら便を軟らかくする薬を飲みましょう、それでだめなら下剤や浣腸を「屯用《とんよう》」で使ってリセットしましょう、ということです。

糖尿病が自律神経への悪影響から便秘になりやすいのはよく知られていることですが、甲状腺機能低下も便秘をよく起こすことが知られています。神経の病気として有名なパーキンソン病は、病気自体の便秘になりやすさに加え、病気で運動量が減ることが便秘に関連しているとの報告があります。

慢性便秘症と関係のある病気

慢性便秘症を起こす基礎疾患として下記のようなさまざまな疾患があります。よく見られるものとして内分泌・代謝疾患の糖尿病や甲状腺機能低下症、神経疾患のパーキンソン病などがあります。

内分泌・代謝疾患	糖尿病（自律神経障害を伴うもの）、甲状腺機能低下症、慢性腎不全（尿毒症）
神経疾患	脳血管疾患、多発性硬化症、パーキンソン病、脊髄損傷（あるいは脊髄疾患）、二分脊椎
膠原病	全身性硬化症（強皮症）、皮膚筋炎
変性疾患	アミロイドーシス
精神疾患	うつ病、心気症

精神疾患の患者さんはそうでない人に比べて、病気自体によるストレスや自律神経の乱れ、日常生活動作の低下に伴う運動不足、生活リズムの変調からの排便習慣の乱れなどが起こりがちです。さらに抗精神病薬の多くは便秘の副作用があるため、精神疾患の患者さんのほとんどは便通に関連する悩みがあります。

体の病気、メンタルの病気があると運動量が減ってしまいます。腸管形態異常タイプ（50ページ）でもお話ししましたが、日本人は約8割が便秘になりやすいいびつな腸の形をしています。

できる範囲、体が許す範囲でラジオ体操やお腹のマッサージを行って改善しましょう。

❻ 薬剤の副作用による便秘 薬剤性便秘

薬の副作用で便秘を生じることもあります。

とくに精神疾患の治療薬では便秘の副作用があるものが多く、とくに精神疾患治療の主流だった三環系抗うつ薬や定型抗精神病薬は、腸の動きを抑制する抗コリン作用が強く、便秘は避けられませんでした。最近では抗コリン作用が少ない新薬に置き換わり、以前と比べるとかなり便秘の副作用が少なくなっています。

精神疾患治療薬のほかにも、鉄剤、胃薬（スクラルファートなど）、カルシウム剤などがあります。降圧薬（カルシウムブロッカーなど）、抗けいれん薬などにも便秘の副作用が知られています。

がん患者さんや整形外科の患者さんの痛みのコントロールに使われることの多い薬剤にオピオイド系薬があります。これらを使用すると大腸μ《ミュー》オピオイド受容体を介して強力な止痢《しり》作用を示す薬剤である「ロペラミド」を飲んでいる状態と同じになって便秘になってしまいます。このような場合は副作用を中和する末梢性μオピオイド受容体拮抗薬である「スインプロイク」という特効薬があります。

便秘で悩んでいる場合は主治医に相談しましょう。もちろん治療中の病気が優先ですが、薬の変更などで対応できるケースもあります。

便秘になりやすい人は注意が必要な薬剤

種類	薬品名	薬理作用、特性
抗コリン薬	ブチルスコポラミン臭化物、臭化チメピジウム、チキジウム臭化物など	消化管運動の緊張やぜん動運動、腸液分泌の抑制作用
向精神薬	抗精神病薬 抗うつ薬（三環系・四環系抗うつ薬、選択的セロトニン再取り込み阻害薬、セロトニン・ノルアドレナリン再取り込み阻害薬、ノルアドレナリン作動性・特異的セロトニン作動性抗うつ薬）	抗コリン作用 四環系よりも三環系抗うつ薬で便秘を引き起こしやすい
抗パーキンソン病薬	ドパミン補充薬、ドパミン受容体作動薬、抗コリン薬	抗コリン作用
オピオイド	モルヒネ、オキシコドン、コデイン、フェンタニル	消化管臓器からの消化酸素の分泌抑制作用 ぜん動運動抑制作用 セロトニンの遊離促進作用
化学療法薬（抗がん薬）	植物アルカロイド （ビンクリスチン、ビンデシン） タキサン系（パクリタキセル）	末梢神経障害や自律神経障害
循環器作用薬	カルシウム拮抗薬 抗不整脈薬 血管拡張薬	カルシウムの細胞内流入を抑制し腸管平滑筋が弛緩する
利尿薬	抗アルドステロン薬 ループ利尿薬	電解質異常に伴う腸管運動能の低下作用 体内の水分排出促進作用
制酸薬	アルミニウム含有薬（水酸化アルミニウムゲルやスクラルファート）	消化管運動抑制作用
鉄剤	フマル酸第一鉄	収縮作用でぜん動の抑制作用
吸着薬、陰イオン交換樹脂	沈降炭酸カルシウム セベラマー塩酸塩 ポリスチレンスルホン酸カルシウム ポリスチレンスルホン酸ナトリウム	排出遅延で薬剤が腸管内に蓄積し、二次的なぜん動運動阻害作用
制吐薬	グラニセトロン、オンダンセトロン、ラモセトロン	5-HT3 受容体拮抗作用

コラム 「世界消化器病学会の対症療法」は症候性便秘や薬剤性便秘治療の大原則

排便では便を「出そうとする力」と「留める力」のバランスが重要です。二次性便秘では、他の病気や薬の副作用の影響で「留める力」が大きくなります。そこで「出そうとする力」を強化する必要があります。世界消化器病学会（WGO）では便秘の対症療法を３段階に分けて紹介しています。

第１段階：適度な運動とバランスの良い食事

適度な運動とバランスのよい食事は便秘対策の基本です。お金もかからず、自分で行えます。第６章でも詳しく説明していますので、ぜひ試してみてください。

第２段階：浸透圧下剤と上皮機能変容薬

運動と食事でダメなら薬の登場です。体の状態、とくに腎機能や心機能、現在飲んでいる薬との相性を考えて薬が処方されます。通常は腸へのダメージがない浸透圧性下剤（104ページ）から開始されます。

第３段階：浣腸と刺激性下剤の適宜リセット

一度腸の中で溜まって硬くなってしまった便はなかなか出ません。このような状態を、浣腸（122ページ）や刺激性下剤（108ページ）を屯用で使って腸の中をリセットし、便を出しやすい状態に戻します。

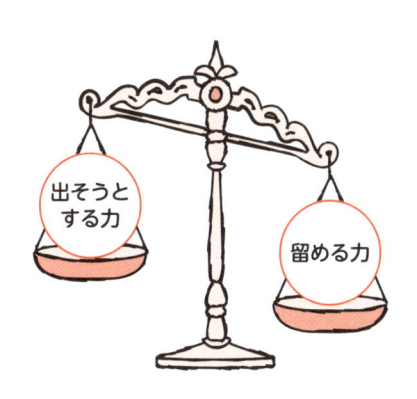

❼ 下剤性便秘 弛緩性便秘

刺激性下剤（アントラキノン誘導体（大黄・センナ・アロエ）、ピコスルファートやビサコジルなど）は大腸の神経を刺激して強制的に排便させる薬です。別記のとおり、明日、明後日の分まで排便させるため、基本的に毎日飲む類の薬ではありません。

長期間にわたって連用すると腸はつねに刺激されることで疲弊していきます。その結果、大腸の神経が回復困難なダメージを受け、大腸の動きが悪くなって便が出なくなり、さらに下剤の使用量が増え…、という悪循環を起こします。

なかには毎日何百錠、薬の瓶1本分以上飲んでしまうという方がいらっしゃいます。「下剤依存」とも呼ばれる状態です。

毎日大量の下剤を飲むことで、便はないのに下剤が大腸の中に残り、それが違和感（幻の便）となって、「下剤で（違和感の元となる）下剤を出す」という状態に陥ってしまうこともあります。

最終的には腸が動かなくなって伸び、薬を増やしても効果がなくなる、これが、弛緩性《しかんせい》便秘です。伸びた腸は縮むことはないようですが、機能はある程度は回復します。

まず便秘症状がなかったころの排便回数、またはガイドラインの診断基準にある週3回の排便を目標にします。

ラジオ体操などの運動、バランスのよい食事を心がけつつ、刺激性下剤を飲むのを週2〜3回にすると、連用期間にもよりますが、ほとんどが自力で排便できるようになります。

いきなり刺激性下剤を止めてしまうと本当に出なくなることがあるので注意が必要です。毎日飲んではいけない薬ですが、週2〜3回にとどめれば実はダメージはほとんどなく、大腸は回復します。

回復に数ヵ月から数年かかることもありますが、刺激性下剤がまったくいらなくなることも少なくありません。

90歳の患者さんで30年以上も下剤を毎日飲み続けていたという方でも、3年後に回復し

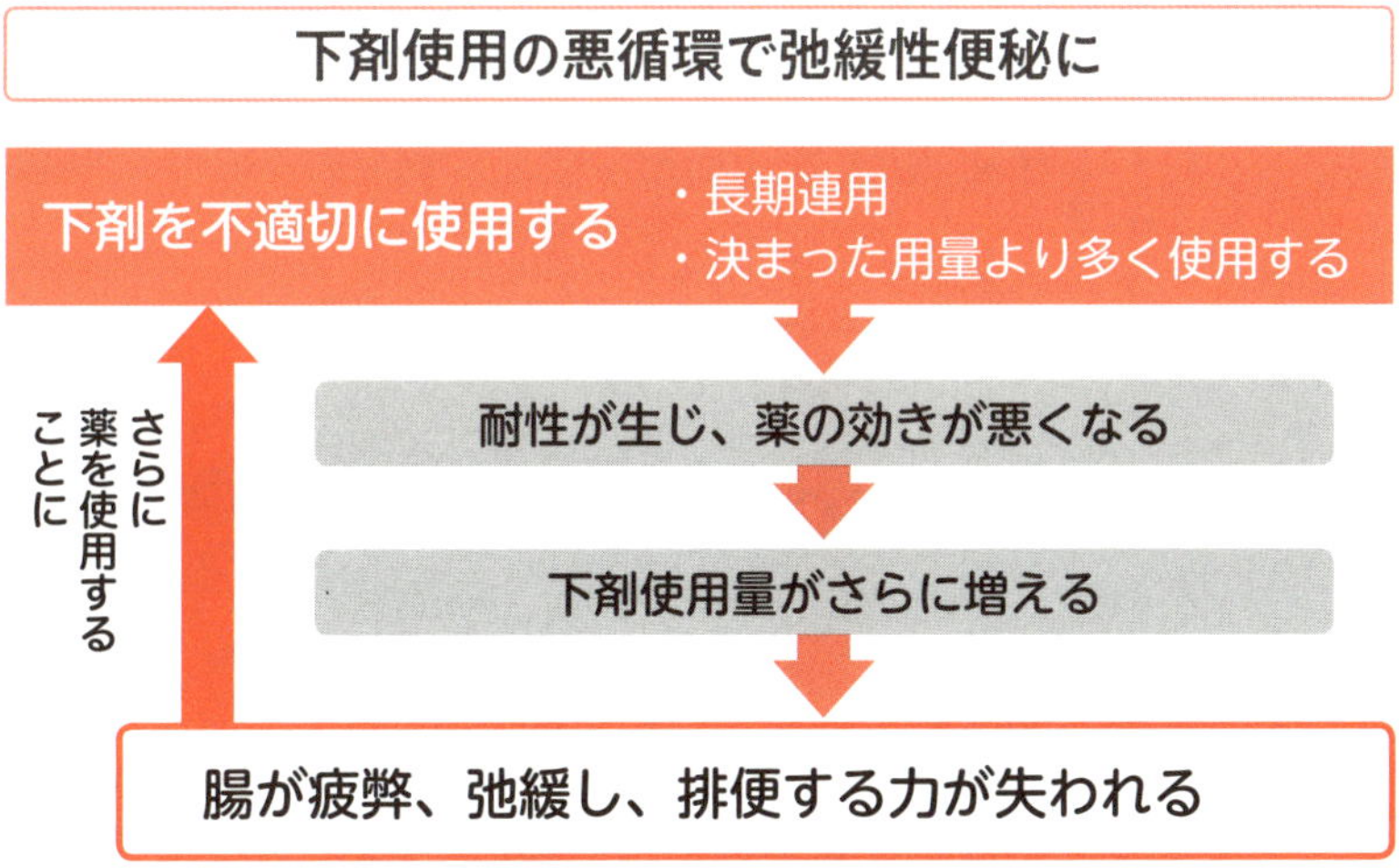
下剤使用の悪循環で弛緩性便秘に
下剤を不適切に使用する
・長期連用
・決まった用量より多く使用する
耐性が生じ、薬の効きが悪くなる
下剤使用量がさらに増える
腸が疲弊、弛緩し、排便する力が失われる
さらに薬を使用することに
ますます出せなくなってしまいます

て刺激性下剤がまったくいらなくなった方がいらっしゃいました。

90歳の方でもよくなるのです。時間はかかるかもしれませんが、ほとんどの方が、下剤を使用しなくても便が出るようになるのだと私は信じています。

恐ろしいことですが、日本と異なり海外では、20年前より刺激性下剤の連用が戒められ、市場から撤退したため2006年の時点で下剤による「弛緩性便秘」は「存在しないもの」になったと文献に書かれています。

刺激性下剤は急性便秘や大腸をリセットするための薬です。薬理学上も毎日飲む薬ではありません。毎日飲むのをやめて、海外同様に回復困難な「弛緩性便秘」を根絶させましょう。

二次性の便秘（合併症としての便秘）

薬剤・合併症による「大腸通過遅延」・「運動不足」で特殊なものとして

1. オピオイド系薬による「オピオイド誘発性便秘」
2. 刺激性下剤の長期連用による「弛緩性便秘」

がある。

コラム 女性特有の便秘

女性特有の体のサイクルも便秘に関係しています。

女性は、月経のサイクルに合わせて女性ホルモンの分泌が大きく変化します。女性ホルモンのなかでも、黄体ホルモンには腸の運動を抑える働きがあるため、黄体ホルモンが分泌される月経前の時期には便秘になりやすく、月経が来ると排便が来ることが多いので、女性は便秘に関して圧倒的に不利なのです。このためもあって、15歳から19歳で女性の便秘は急増します。

ただ、生理前の一時的な便秘は「急性便秘」ですので、刺激性下剤や浣腸がよい適応となります。

つらいようでしたら、週2回程度を限度に薬を上手に使うとよいでしょう。

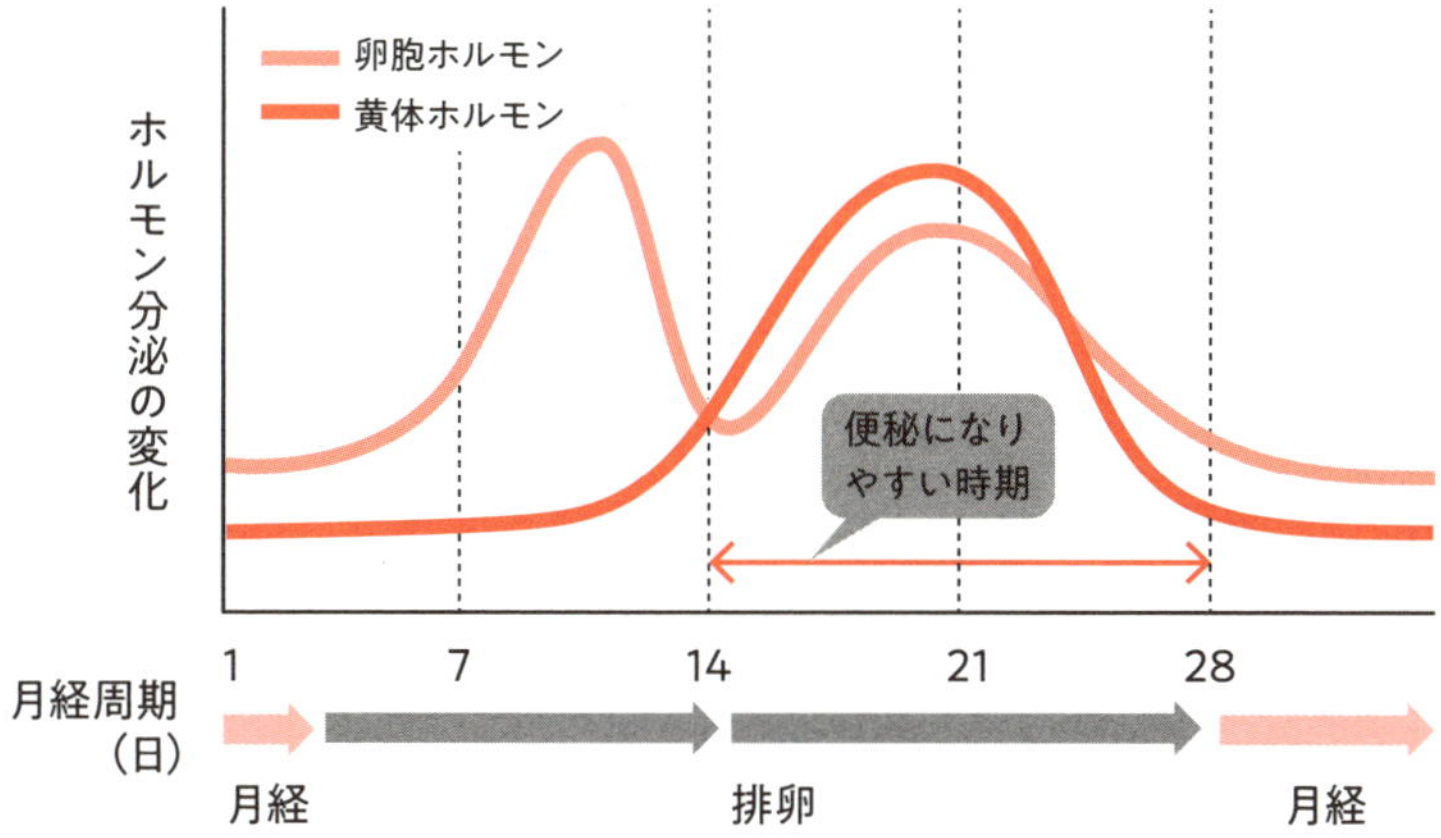

黄体ホルモンが増えると、腸の運動が抑制される

慢性便秘症の影響

便秘と生命予後

慢性便秘症は命に関わる病気ではないと考えられていますが、便秘が生存率に与える影響について検討した海外データがあります。追跡10年目の推定生存率は便秘症があるグループでは73％、便秘症のないグループでは85％と、便秘症群で有意に生存率が低いという報告でした。

これは必ずしも便秘だと生存率が低いわけではなく、便秘の中には生活習慣が乱れていたり、健康状態がよくない人も含まれていて、そのことが生存率を下げていることも考えられます。

便秘と生命予後は関連があるか

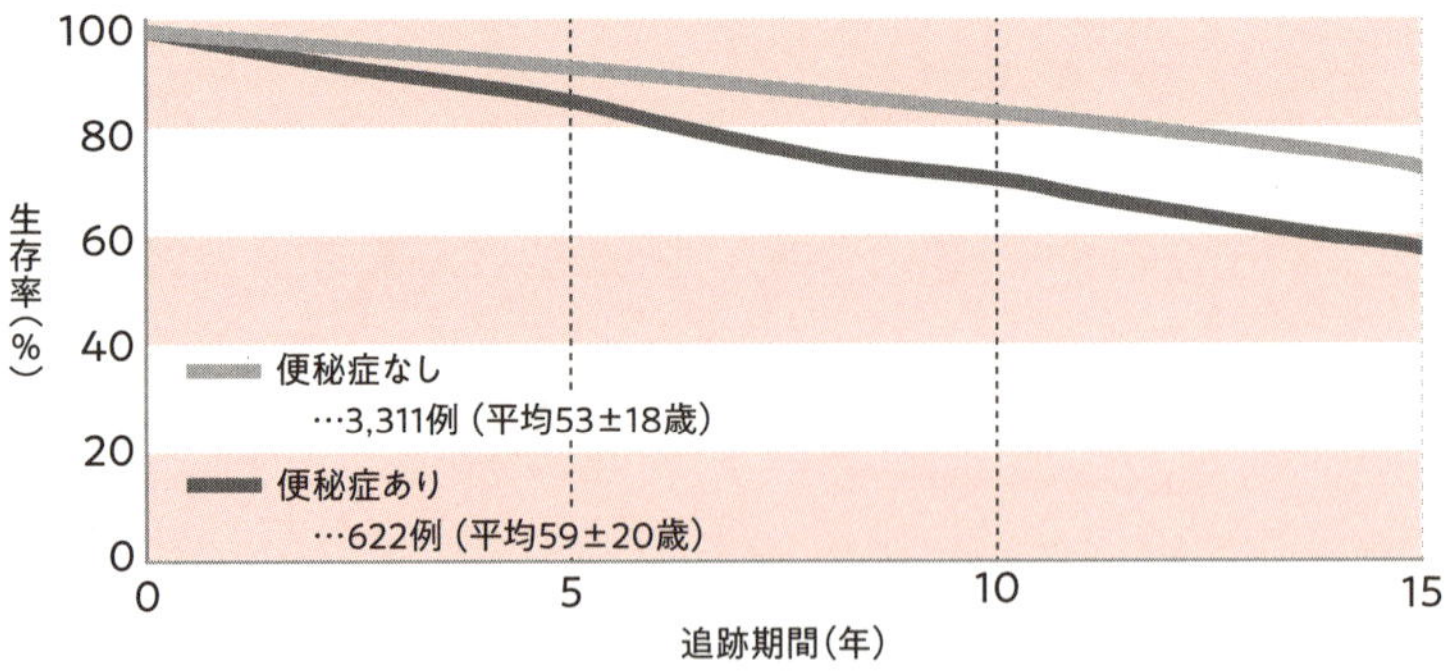

調査対象：20 歳以上の米国人 3,933 例、調査方法：消化器症状評価アンケートを用い生存状況を 15 年追跡調査

生活習慣が乱れたり、健康状態がよくない状態では便秘になりやすいということも考えられる

生活習慣病としての便秘は改善すべきと捉えるべきと考えられます。

便秘と脳卒中、心筋梗塞など

便秘とほかの病気のリスクについて調べた研究も多くあります。

１９９４年に行われた東北大学による「大崎国保コホート研究」では、排便頻度の低い群では循環器系疾患の死亡リスク、脳血管疾患の死亡リスクが増加していました。

排便でいきむことによる脳出血が原因であるという説は否定されたのですが、便秘が脳卒中や心筋梗塞などの重大な血管障害に関わっている可能性が指摘されました。便秘のほとんどは生活習慣から起きますので、便秘の対策と併せて生活習慣改善が必要ということを示していると思います。

便秘のメンタルへの悪影響

朝食後にすっきり排便があると気分も明るく元気が出ます。一方でお腹の中に便がある感覚があるのに出ない、これほど不愉快で気が晴れないことはありません。便秘の人でなくてはわからない悩みです。

冒頭でも述べましたが便秘はメンタルに悪影響があります。

慢性便秘症患者の過半数でうつ、不安などのスコアが、便秘でない人に比べて高いという報告があります。

注意したいのは、便秘がメンタルに悪影響を与え、またそれがさらなる排便の不調を生じる悪循環です。便秘自体がストレスになりますので、正しい知識を持ち、正しく対処して便秘を気にしすぎないようにしましょう。

便秘とQOL

便秘症患者群のQOL（Quality of life：生活の質）は便秘でない群と比較し、身体的および精神的QOLともに有意に低下していたという報告があります。

便秘症は患者の生活の質を損なう疾患であり、適切に治療されるべき疾患です。

便秘と大腸がん

前にも述べましたが、便の回数が少ない人が心配していることに「便秘だと大腸がんになりやすいのでは？」ということがあります。

まず、大腸がんで亡くなる人が増えているということがメディアでセンセーショナルにいわれています。そう聞くと不安になりますが、本当に増えているのでしょうか。

大腸がんは年齢とともに増える病気です。とくに50歳を境に著しく増えていきます。つまり、社会が高齢化すると自然と大腸がんでの死亡率が増えるということです。

年齢補正といって、高齢化の影響を排除するために行う統計処理方法を行うと、日本人の食事が欧米化した1990年までは罹患率は増えていましたが、ここ30年ではほとんど変わっていません。そして、大腸がんでの死亡率に関しては治療技術の進歩もあって1990年以降徐々に減っています。

便秘との関連ですが、2000年前後の論文では、海外でも「便秘の人に大腸がんが多い」という報告がありましたが、現在では便秘と大腸がんは関係がないとされています。

前述したように、アメリカ消化器病学会は

便秘と大腸がんの関係

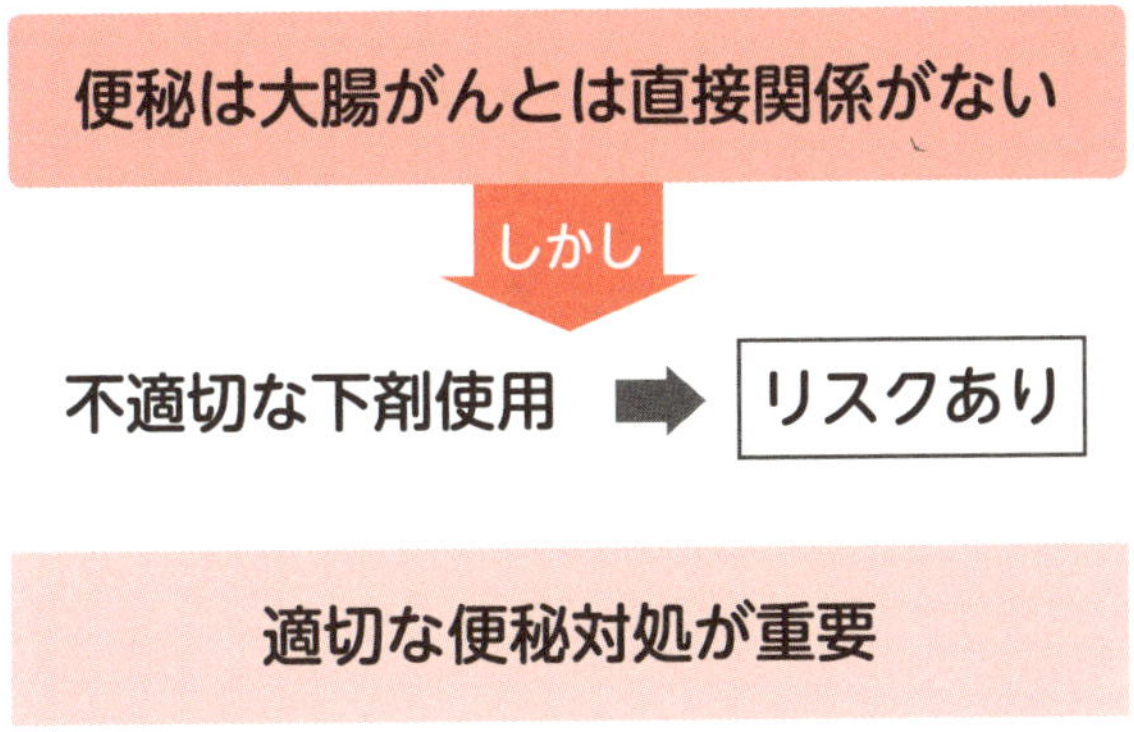
便秘は大腸がんとは直接関係がない
しかし
不適切な下剤使用
リスクあり
適切な便秘対処が重要

「便潜血《せんけつ》検査で陽性となるなど、大腸がんが疑われる所見がなければ『便秘だから』といって大腸内視鏡検査を行う必要はない、なぜなら便秘集団の方が一般的なリスク集団より大腸がんの相対リスクが0・76とむしろ低く、大腸がんが少ないからだ」と言っています。

ただ、これについては、一つ注意すべきことがあります。

対処を誤ると怖い

便秘の人で大腸がんのリスクを増加させてしまう要因、それは便秘薬の飲み方です。

こちらも冒頭でも紹介しましたが、東北大学が行った研究によると、下剤を週2回以上飲む人は、まったく飲まない人に比べると大腸がん発生リスクが2・76倍に増加していました。すなわち「便秘と大腸がんは関係ない」が「週2回以上の下剤使用は大腸がんリスクとなる」ということです。ただ、これまでの状況からすると週2回以上の人はほとんどの人が毎日飲んでいることと推測されます。

また不適切な下剤使用が弛緩性便秘（64ページ）という下剤性便秘を起こし、腸の神経にダメージを与えることで治りにくい便秘の原因になります。

便秘と大腸がんは、直接は関係がありません。大切なのは便秘への正しい対処です。

便秘との付き合い方は、第6章でもお伝えします。

第2章

便秘とIBS

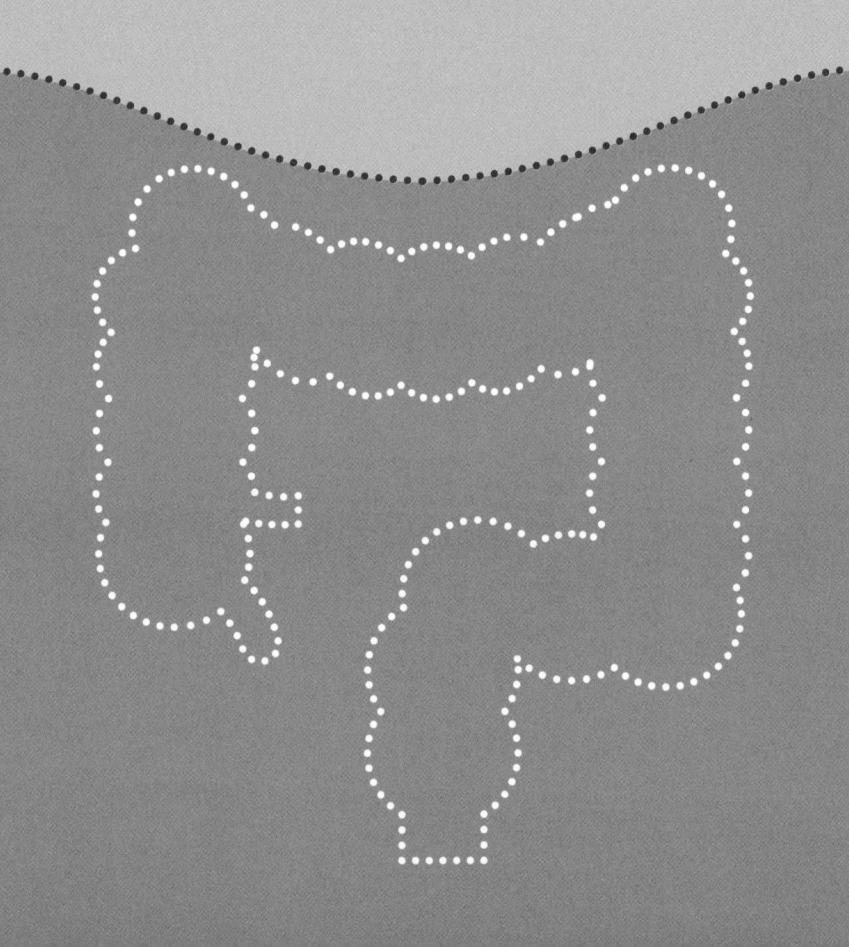

IBSとは

IBS…下痢や便秘に悩まされる

ここで過敏性腸症候群（IBS：Irritable Bowel Syndrome）についてもう少し詳しくお話しします。前項で便秘を招く疾患の一つとしてIBSを紹介しました。私はIBSについても著書があるのですが、日本人1万人を対象としたインターネット調査の結果では有病率13・1％とたいへん頻度の高い疾患です。

よく知られる症状は、ストレスで生じる急な腹痛を伴う下痢です。下痢止めの市販薬のCMで、電車や会議室、映画館などすぐにトイレに行けない場所や状況で急に便意を催すシーンを見たことがある方もいるでしょう。食事をするたびに下痢を起こすタイプの人もいます。いつ襲うとも知れない腹痛と下痢で、生活が大きく制限される本当につらい病気です。よく知られている症状は下痢型ですが、腹痛を伴う便秘、便秘型IBSもあります。

IBSはメンタル疾患？

IBSの患者さんは、生活に支障があるほどの下痢や腹痛をくり返すのに、内視鏡検査を行ってもがんや炎症などの異常が見つかりません。ストレスと結びつくことも多いので、メンタル疾患のように思われることの多い疾患です。

緊張する場面で、突然トイレに行きたくなった経験をお持ちの方もいるのではないでしょうか。ＩＢＳの一部はこの反応が過敏な人に起こります。

厄介なことに、緊張するとトイレに行きたくなるという記憶がトラウマとなり、会議室や電車内など、行きたいときにトイレに行けない状況に強いストレスを感じるようになり、そのストレスが腹痛と下痢を誘発します。そしてさらにトイレに行けない状況で緊張するという「悪循環」に陥ってしまう、これがストレスによるＩＢＳの病態です。通勤や通学、外出に支障を来し、社会生活に大きな影響を受けている人は多いのです。

ところで、ＩＢＳはメンタル疾患とは限りません。ＩＢＳという名称に含まれるIrritableという言葉は「いらいらさせる」というような意味です。後述するようにＩＢＳの診断基準には「ストレス」に関連する記載は一つもありません。

ＩＢＳの定義

ＩＢＳは２０１６年の診断基準「Rome Ⅳ」では次のように定義されています。

「くり返す腹痛」が、「最近３ヵ月の期間内に1週間に1回以上」存在し、かつ下記の３項目のうち２項目以上の項目を満たす。
1. 腹痛は排便に関係する。
2. 排便頻度の変化を伴う。
3. 便形状［外観］の変化を伴う。
※少なくとも６ヵ月以上前に症状が出現し、最近３ヵ月間は基準を満たす
前提条件として、がんや炎症など器質的な疾患は除外する。

つまり、「検査で異常が見つからないのに、最近３ヵ月間、排便に関連する反復する腹痛が平均して週1回以上存在し、それらの症状は半年以上前からある」ということです。がんや炎症が原因となっているとしたら、症状は半年のうちで大きく変化するでしょう。そのことを含めて「半年以上症状があるもの」とされているのです。

IBSの特徴

IBSの患者数は、女性の方がやや多く、男性は下痢型、女性は便秘型が多いとされています。女性のIBSでは、症状に月経周期の影響が見られます。

IBSは、一般的に高齢になると症状が軽減します。また、症状を自覚してから1年で約30%が便秘から下痢に移行するなど症状の変化が多いのも特徴です。IBSでは家族集積性があり、環境的要因、遺伝的要因が考えられています。

メンタルの影響が大きな疾患でIBSの患者さんでは、偽薬群（プラセボ群）の改善度がほかの病気に比べて著しく高いことが知られています。

うつや不安など心理的異常はIBS発症のリスクになります。パニック障害を合併している人も多く、パニック障害が軽快すると、IBSが改善することもあります。

検査で異常が見つからないというところに原因が

ところでIBSや便秘では「検査で異常が見つからない」というところに実は大きな問題があります。患者さんに便秘や下痢の症状がある場合、なにか病気が原因ではないかと検査を行います。大腸の検査として行われる内視鏡や注腸検査では「がんや炎症」を見つけるために粘膜性状や色調を見ています。

一方、ＩＢＳの病態は腸管運動異常や知覚過敏、脳腸相関（脳と腸の働きが影響し合うこと）などです。そのため便秘や下痢の原因がＩＢＳだった場合は、確かにがんや炎症は見つかりません。「異常がないからわからない」ということになってしまっていたのです。

患者さんで、大腸に内視鏡を挿入しやすい人とそうでない人がいます。大腸の動きを止める薬を使っても腸が動いて内視鏡を押し戻したり、大腸の形がねじれていて内視鏡が入りにくい人がいるのです。

そして、ＩＢＳや便秘患者さんの内視鏡は難しいとされています。

腸の粘膜に異常はないけれど、「腸の動き」「腸の形」には異常がある…、これこそがＩＢＳや便秘で内視鏡検査が難しい原因であり、症状の「原因」だと気づいたのです。検査が難しかった人たちにお話を聞くと、案の定そのほとんどはＩＢＳや便秘患者さんたちでした。

次ページからは、原因別に見たＩＢＳのタイプをご紹介します。前述したとおりＩＢＳでは下痢だけではなく便秘も生じますので、第1章でご説明した慢性便秘症のタイプとも重なります。

原因別IBSのタイプ

私は、IBSを原因別に次の3つのタイプに分けています。

①腸がストレスに過剰に反応する「体質」の「腸管運動異常型（ストレス型）IBS」

②腸の形から運動が不足すると便秘や便秘と下痢をくり返す「体質」の「腸管形態異常型（腸管形態型）IBS」

③食事をすると胆汁が原因の下痢を起こす「胆汁性下痢型IBS」

そしてこれらのタイプは、場合によってはいくつかが重複している場合もあります。それぞれを詳しく見ていきましょう。

過敏性腸症候群（IBS）の３つのタイプ

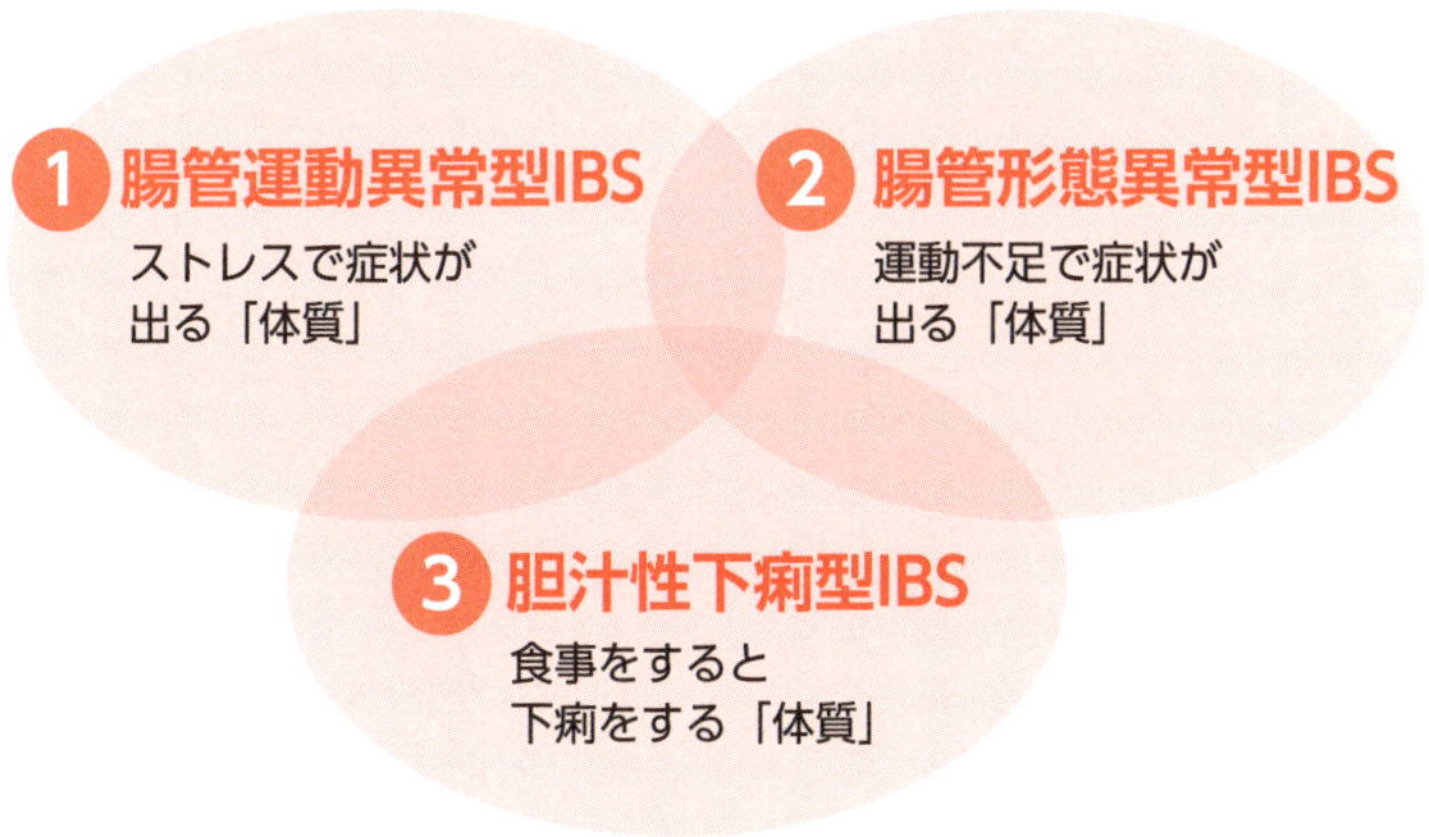

これらのタイプは重複する

ストレス型IBS（腸管運動異常型IBS）

ストレスが関与しているタイプです。第1章ではこれにより便秘になる便秘型IBS（48ページ）をご紹介しました。

よく知られている下痢型では強いストレスで腸が発作的にぜん動を起こして、強い腹痛と下痢を起こします。ストレスで腸が異常運動を起こすため私は「腸管運動異常型IBS（ストレス型）」と呼んでいます。稀ですが便秘を起こすタイプもあります。

ストレス型IBSの患者さんの場合、もともと「緊張すると下痢しやすい」などストレスに反応して腸が動きやすい体質があります。これが、なんらかのきっかけでストレスと下痢の悪循環に入ってしまいます。

たとえば電車内で腹痛を起こし、トイレに行けない恐怖を感じると、その経験から「電車に乗ること（きっかけ）」が大きなストレスとなって、電車に乗るたびに腹痛と下痢を起こすようになります。このストレスと下痢との悪循環から、同じ状況があると下痢を起こすようになってしまうのです。

この病態には下痢型ではイリボー（一般名　ラモセトロン塩酸塩）、便秘型ではリンゼス（一般名　リナクロチド）という非常に有効な薬があります。

運動不足型IBS（腸管形態異常型IBS）

「ねじれ腸」「落下腸」など、大腸の形に問題があるタイプです。私はこのタイプを「腸管形態異常型（腸管形態型）」と呼んでいます。

腸のねじれに便が引っかかって出ない便秘として50ページでもご紹介しました。

大腸は腸閉塞など大腸が詰まりそうな時に便を押し流そうと水分量を増やします。腸のねじれに詰まっていた硬い便の上流は緩い便なので、下痢が起こります。便秘型と便秘と下痢をくり返す混合型のほとんどはこのタイプです。便秘型と同様に、運動や、便を軟らかくするオリゴ糖や酸化マグネシウムなどの浸透圧性下剤が有効で、便秘型IBSの新薬リンゼスが適切な病態です。

ねじれ腸

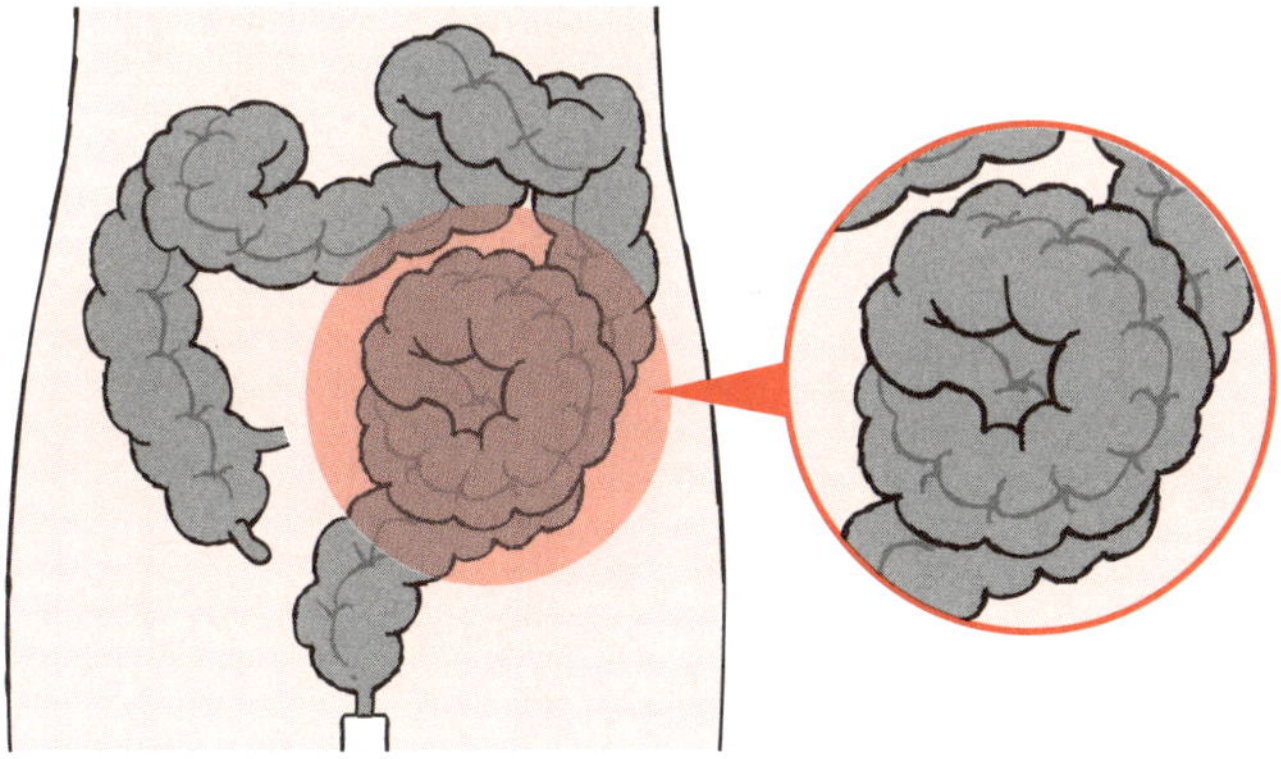

ねじれたりして通りにくくなった部位に引っかかってしまう

胆汁性下痢型ＩＢＳ

胆のうから分泌される胆汁の1成分、胆汁酸が原因で、食後の下痢を起こします。食事を抜くと下痢をしません。また食事の内容に関わらず下痢を起こすのも特徴です。胆汁性下痢型ＩＢＳの患者さんは体質で、大腸に届く胆汁酸の濃度が高くなります。

海外では下痢型ＩＢＳの約３割を占めるといわれています。

第1章で胆汁の中の胆汁酸を「体内下剤」と説明しました。胆汁自体は脂肪を分解する消化液で、胆のう内にためられ食事をすると十二指腸から分泌されます。通常は大腸に入る前の小腸の末端で胆汁酸の95％が再吸収され、５％が便と一緒に排出されます。この胆汁酸には大腸を動かし、腸液を分泌する作用があります。胆汁酸は食後の胃腸反射の一端を担い、排便でも大きな役割を持っています。

以前は虫垂炎の手術で小腸末端を切除した場合の合併症として知られていましたが、虫垂炎の手術が減って忘れられてきていました。

２０１８年には、体内下剤である胆汁酸を大腸に多く届ける新規便秘薬（エロビキシバット水和物：製品名グーフィス　115ページ）が発売されています。

そのほかの原因で起きるＩＢＳ

食品に含まれる腸管内で発酵しやすい成分（ＦＯＤＭＡＰ《フォドマップ》）がお腹の張りや痛み、下痢などを招き、ＩＢＳが起こる場合があり、ＦＯＤＭＡＰ制限療法の有効性が国際的に大きなトピックスとなっています。

ただ、不思議なことに、機能性疾患を専門に診療されている複数の医師に聞いても、ほとんどが経験していないのです。２０１８年５月時点で医学中央雑誌（国内医学論文のデータベース）で調べる限り、日本での症例報告はありません。

久里浜医療センターのＩＢＳ患者さんで他の治療が無効でＦＯＤＭＡＰ制限療法を要した人は10名いらっしゃいましたが、全体からするとかなり少ない印象です。自宅でＦＯＤＭＡＰ制限療法をされて受診しないのかもしれませんが、海外と違ってさほど多くないのかもしれません。

このほかに、感染症の後にＩＢＳを発症するケースや、ＩＢＳの症状から炎症性腸疾患（ＩＢＤ）へと移行していくパターン、腸内細菌が関与して生じるケースなど、いろいろなケースが報告されています。

FODMAP
短鎖炭水化物を指し、オリゴ糖、２糖類、単糖類、ポリオールの頭文字をつなげた言葉。腸内で発酵しやすい性質がある。

●慢性便秘症にも含まれる便秘型ＩＢＳ

便秘型ＩＢＳのうち、約９割が「機能性便秘」の症状を有し、その逆も４割の症状を有するとの報告があります。

便秘型ＩＢＳと機能性便秘のオーバーラップが多く病態も重なっています。そのこともあって新しい慢性便秘症診療ガイドラインでは、便秘型ＩＢＳを慢性便秘症の中に含むこととなりました。

第3章

慢性便秘症の検査

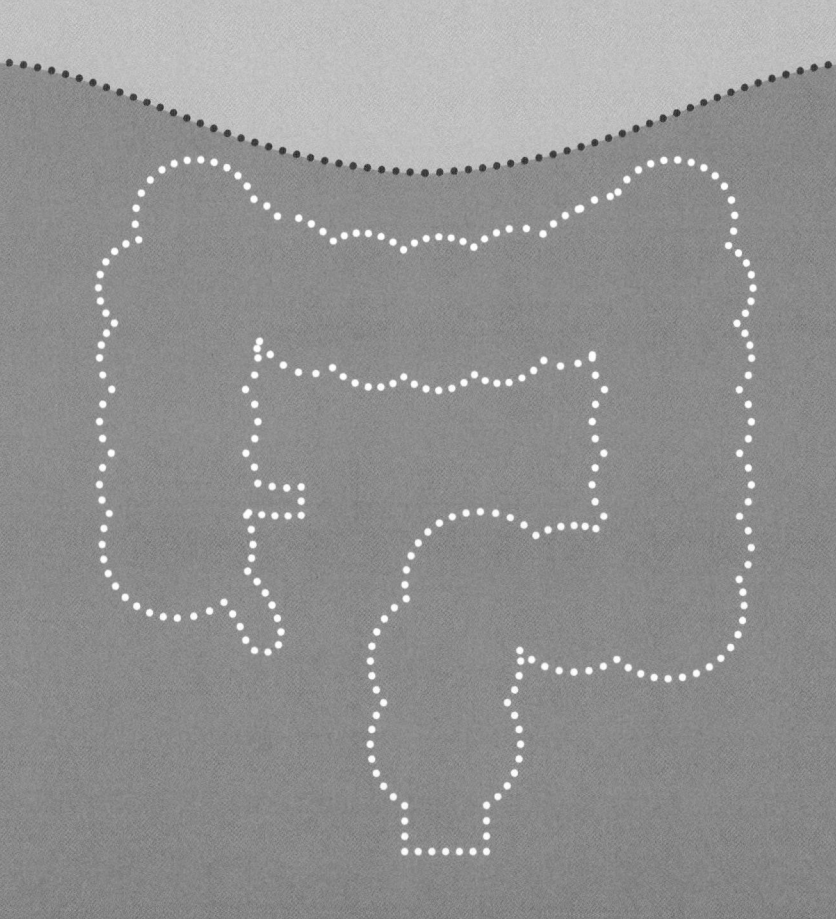

医療機関での受診

●こんな症状がある場合は病院へ行こう

便秘で悩んでいる人はたくさんいます。しかし便秘といっても実態はさまざまです。便秘といえば「ときどき何かのはずみで2日間くらい出ないことがある」と思っている人もいれば、「子どもの頃から快便は経験したことがない」という人もいて、一括りにはできないのです。

便秘は過小に評価されてしまいがちなので、「便秘ごときで病院にかかってよいのか」「医師に怒られるのではないか」と遠慮したり、診察や検査への恥ずかしさなどから受診をためらうことも少なくないと思います。ずっと市販薬で症状を紛らわせている人も少なくないでしょう。

また、せっかく思い立って受診しても、これまでの日本の便秘治療は下剤に頼っていたガラパゴス状態でしたから、納得できる効果を得ることができず、病院に行かなくなってしまったという人も多いでしょう。

しかし、便秘の陰にはがんや腸の炎症など、深刻な病気が隠れていることもあります。

また、ほかの病気の症状として便秘が生じている場合もあります。

こんな症状はありませんか

▶ 器質的疾患を疑う警告症状

排便習慣の急激な変化、予期せぬ体重減少（減量中ではないのに体重が減る）、血便、腹部腫瘤、腹部波動、発熱

▶ 他の病気のリスク因子

50 歳以上での発症、大腸がんの家族歴、大腸の炎症性疾患やがんの既往歴

便秘症状の陰にがんや炎症などの病気が隠れている可能性があります。こんな症状やリスク因子があるときはとくに早めに受診しましょう。

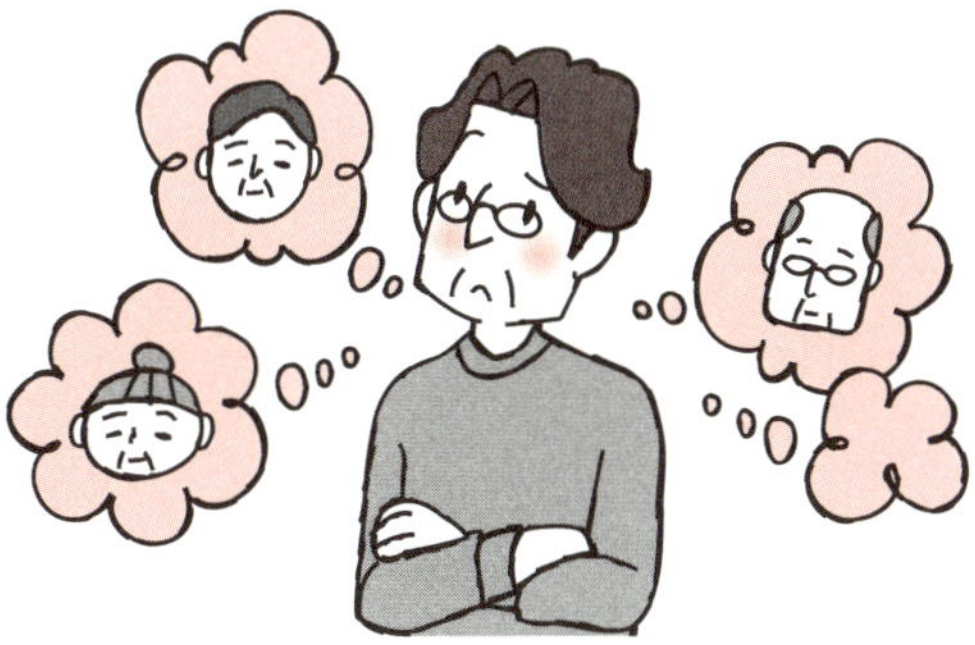

さらに便秘と長くつき合っている人のなかには、「下剤（刺激性下剤）を毎日飲む」という間違った対処を長年続けている人がいます。深刻な病気ではないことを確認し、正しい対処法を知るためにもぜひ一度受診してほしいと思います。

また治療に関しても、これまでは主な選択肢として酸化マグネシウム製剤と刺激性下剤しかなく、これらだけでは改善が難しいケースがありました。

革新的な新薬が次々に登場している現在、正しい対処をすれば便秘は必ずよくなります。治すことを諦めたり、我慢しなければいけない病気ではなくなったのです。

受診するのは内科・外科または専門外来

便秘だけが症状の場合は消化器内科、消化器外科が担当し、直腸や肛門の問題では肛門科が担当します。

ただし、糖尿病や神経疾患、精神科の治療の副作用として便秘になっている場合はまずは主治医との相談になります

排便時の困難感、お尻まで来ているのに出せないような状況は肛門科が適しています。

小児の場合は小児科の先生が診療する場合もありますが、小児の消化器疾患を担当する小児外科の担当となります。

慢性便秘症の検査

●検査の流れ

最初の受診時に症状を詳しく聞き取ります。便秘の症状、これまでの既往歴、治療中の病気や服用薬なども聞かれますので、あらかじめまとめておくとよいでしょう。

慢性便秘症の検査は下図のような流れで行われます。

●問診

主に発症時期と契機、現在の排便回数と便の性状、腹痛や残便感、排便時のいきみや困難感などを聞かれます。

検査の流れ

1. 病歴聴取
   問診
2. 身体所見
3. 生化学検査

必要に応じて

4. 大腸の病気を除外するための検査
   検便や内視鏡など
5. 便秘の病態生理を評価する特殊検査

排便回数は、受診日までに実際に記録し確かめておくとよいでしょう。

平日と休日で回数が違うこと、旅行中などに排便がなくなることは重要な所見となります。

そのほか、大腸や体の腫瘍や炎症を除外するために体重減少、血便、継続する微熱、便が細くなったか（腸の狭窄を示す）などを確認します。

ちなみに便の形状と聞かれても、どう答えればよいか戸惑うこともあるかと思います。実は医療現場では評価のためのスケール（基準）が使われています。左の便形状スケールを参考にお伝えいただけると話がよく伝わりますので参考になさってください。

ブリストル便形状スケール

タイプ	形状
1	硬くてコロコロした木の実のような便 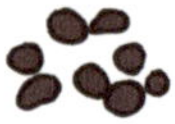
2	いくつかの塊が集まって形作られたソーセージ状の便 
3	表面にヒビ割れがあるソーセージ状の便 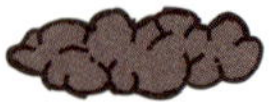
4	滑らかで軟らかなソーセージ状の便 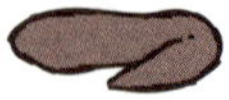
5	軟らかな半固形状の便 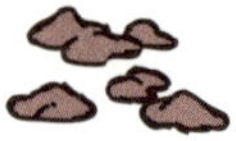
6	境界がはっきりしない不定形の便 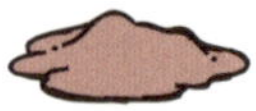
7	水様便 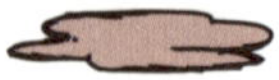

身体診察

その次にお腹の中の便やガスの量、腹部の炎症や腫瘤《しゅりゅう》がないかを診察します。お尻のところまで便が来ていても出せない場合は直腸診（肛門内診）を行うことがあります。直腸にたまった便の様子、直腸粘膜や肛門の状態、肛門括約筋の収縮をチェックします。

血液検査

必要に応じて血液を採取し、便秘を起こす疾患が隠れていないかを検査します。便秘の原因として重要な甲状腺刺激ホルモン（ＴＳＨ）や血清カルシウム濃度の測定をしたり、酸化マグネシウム製剤を内服中の方では、その血液中濃度を調べます。

便検査

大腸腫瘍や炎症が存在しないかを調べます。腫瘍や炎症からもれ出した便に混じる血液成分であるヘモグロビンを調べます。

X線検査

腹部のX線検査で便の性状と量、ガスの量が確認できます。

ストレスによるけいれん性便秘や便秘型IBSでは、けいれんした腸管と少量の兎糞状便が確認されます。

直腸性便秘では便意を感じていない状態で直腸にたまった便が確認されます。

姿勢を変えてX線検査画像を撮影すると腸の形について説明してもらえることがあります。

大腸内視鏡検査

大腸内視鏡検査は、がんなどの腫瘍や炎症といった病気の可能性がある場合に行いま

X線検査

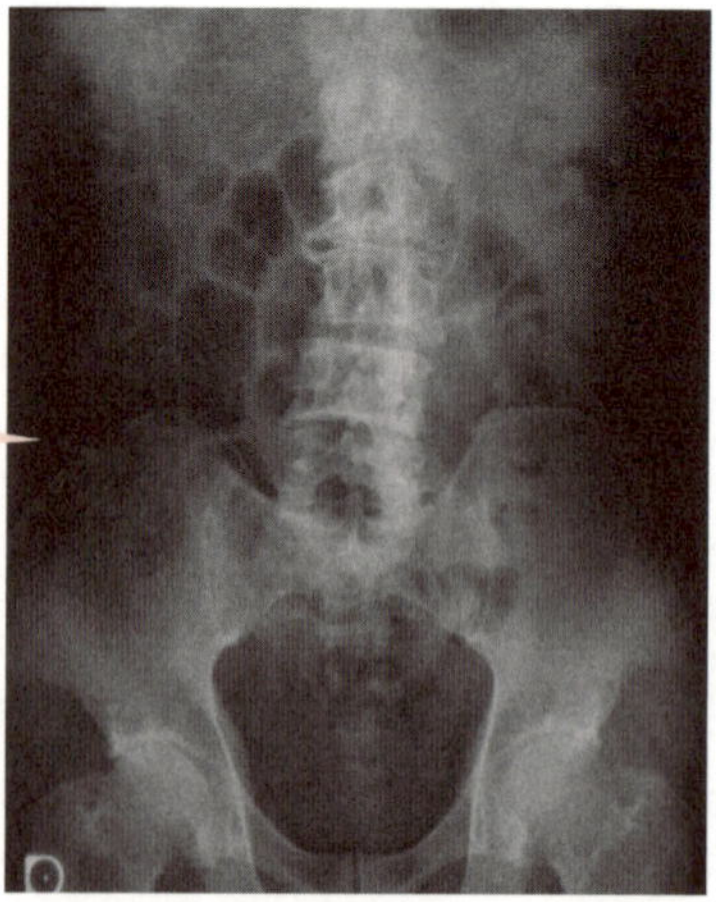

X線検査画像で、ガスや便の様子もみることができます。

す。

具体的には、急な便秘や下痢、予期せぬ体重減少、血便、腹部腫瘤、発熱、関節痛などの警告症状、50歳以上の発症、大腸の病気の既往、大腸がんなどの家族歴などの危険因子（87ページ）がある場合はリスクが高いと考え、大腸内視鏡検査を行います。

大腸内視鏡検査は、前日から食事内容を制限し、検査前に大腸の中の便を下剤などで全部排出して空にするという前処置が必要です。

肛門から先端にカメラのついた直径10〜13㎜の内視鏡を挿入し、肛門から盲腸まで大腸全体の様子を観察します。

私の勤務する久里浜医療センターでは麻酔を使いません。苦痛が少ない受動湾曲内視鏡

大腸内視鏡検査

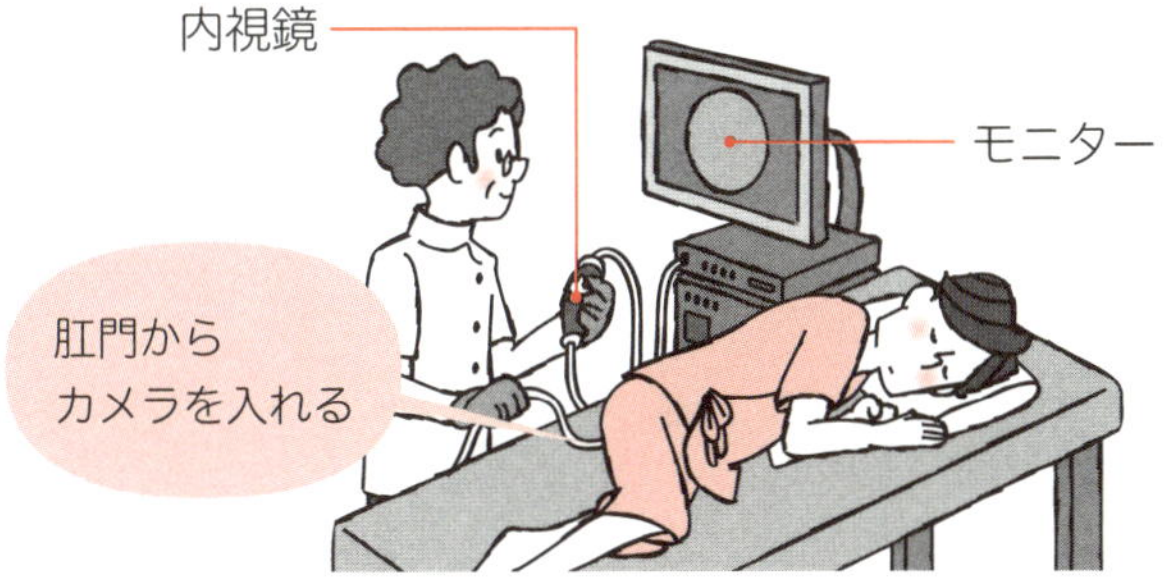

検査前に、大腸の中の便を出して中を見やすくする「前処置」を行います。便が出きったら、検査台の上に横になり、肛門から内視鏡が挿入されます。内視鏡で撮影した映像はモニターに映し出され、医師はそれを見ながら内視鏡を操作します。

を浸水法（96ページ）で運用しているため、麻酔を使わなくても痛くない検査を実現しております。施設によっては痛みや不安感を軽減するなどの目的で麻酔を使用する場合もあります。

私はこの大腸内視鏡検査から腫瘍や炎症の有無だけではなく内視鏡検査自体のストレスで惹起されるＩＢＳやけいれん性便秘の人に見出される「腸管運動異常」や検査困難の原因となる「腸管形態異常」を評価して病態の説明と治療選択に活用しています。

そのほかの専門的検査

特殊な検査として、大腸通過時間を調べるためのSITZMARKS《ジッツマーク》に代表される放射線不透過マーカーによる検査があります。

厳密には口から肛門までの全消化管を通過する時間を調べるものです。

研究現場ではシンチグラフィー法や無線カプセル法も用いられます。残念ながらSITZMARKSを含めた大腸通過時間を測定する検査はは２０１８年時点で日本では未認可のため使用できません。

ただし、大腸通過時間はブリストル便形状スケール（90ページ）でもある程度推測できます。このスケールは便の状態が水様便に近いほど通過時間は短く、硬いほど通過に時間がかかることを反映しています。

これらの特殊検査は、海外では通常治療に反応しない患者や手術前の評価、研究のために行われます。

肛門近くまで便が下りてきているのに排出できない排出障害では、肛門科の専門的検査として排便造影検査、バルーン排出検査、直腸肛門内圧検査が行われます。

排便造影検査では、排便時の直腸、S状結腸、骨盤底筋などの協調運動をチェックすることができます。直腸瘤《りゅう》、直腸重積《じゅうせき》、会陰下垂《えいんかすい》などの器質的疾患も診断できます。

バルーン排出検査では、骨盤底筋協調運動障害の評価を行います。

直腸肛門内圧検査および直腸感覚検査では、安静時静止圧と随意収縮圧の測定と、直腸肛門抑制反射、直腸感覚の評価を行うことができます。

コラム 大腸内視鏡検査での浸水法
～苦痛の少ない検査～

「痛かった」「時間がかかった」など大腸内視鏡検査に苦手意識を持っている人も多いでしょう。そしてそういう方は、とくに慢性便秘症で悩むような方に多いと思います。

しかし痛みがあるということは内視鏡が腸内のどこかに引っかかって、腸や腸間膜を伸ばして破れそうになっているというアラームサインでもあります。

痛みがあるからといって麻酔をすると、検査中のそうしたアラームサインに気づかなくなりますし、麻酔自体にもリスクがあります。

私は、直腸から腸内に200ccほどの水を注水し、残った空気を抜くことで腸を伸ばさず挿入できる「浸水法」を開発しました。無麻酔でも苦痛が少ない方法として国内外での報告があります。

また麻酔を使わないので、検査中に会話をしたり、緊張によって起きる腸の運動の動画をリアルタイムで見ることができます。

便秘やIBSの病態を患者さん自身で確認することができますし、ストレスによる下痢型IBSは画像によるバイオフィードバックで治ってしまいます。

苦痛が少ない検査は大腸の機能評価に役立っているのです。

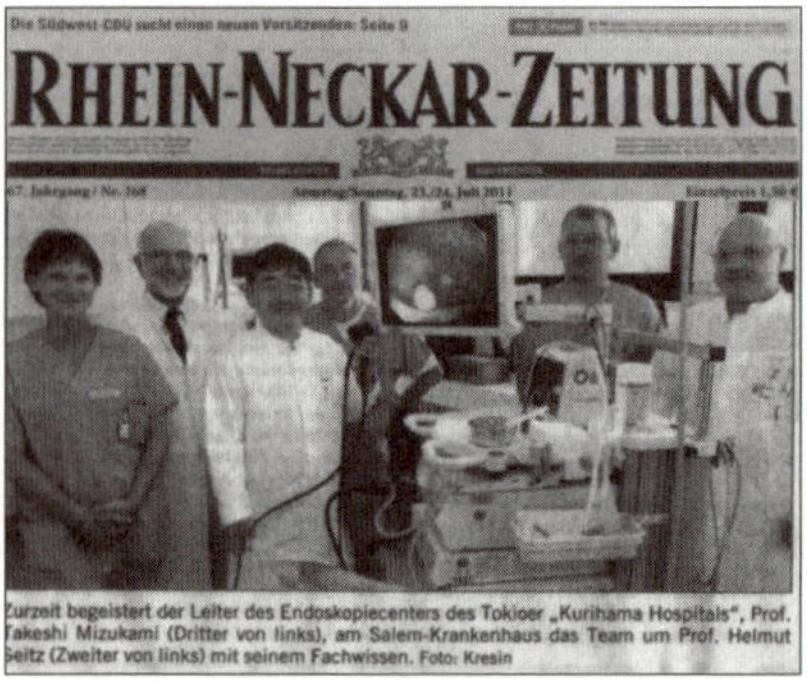
Die Südwest-CDU sucht einen neuen Vorsitzenden: Seite 9

RHEIN-NECKAR-ZEITUNG

Samstag/Sonntag, 23./24. Juli 2011

Zurzeit begeistert der Leiter des Endoskopiecenters des Tokioer „Kurihama Hospitals", Prof. Takeshi Mizukami (Dritter von links), am Salem-Krankenhaus das Team um Prof. Helmut Seitz (Zweiter von links) mit seinem Fachwissen. Foto: Kresin

第 4 章

慢性便秘症の治療

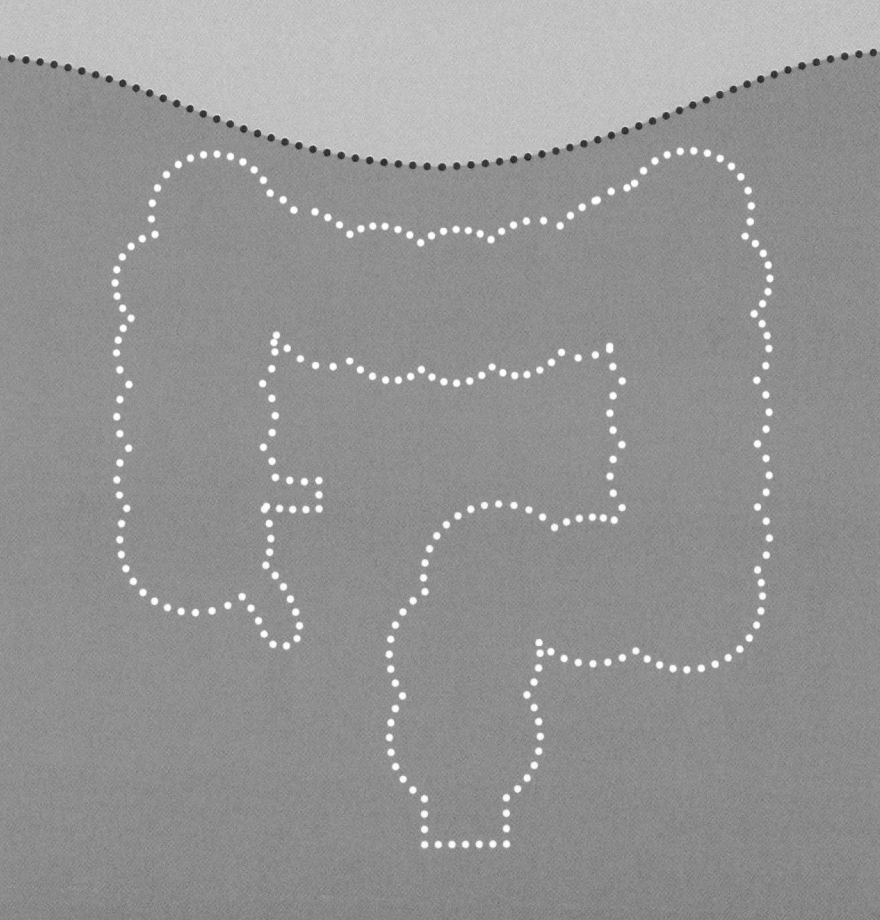

便秘治療の前提として

●生活習慣の改善

便秘の治療で、最初に行うべきことは、食事、運動、睡眠、排便習慣などの生活習慣の改善です。これまでにも述べてきたように、便秘と生活習慣は密接な関わりがあります。生活習慣を変えるだけで、長年来の便秘が改善することは珍しいことではありません。そして便秘対策としての生活習慣の改善は、ほかの生活習慣病のリスクも下げます。また医療機関での治療効果を高める可能性もあります。

生活習慣の改善については、第6章で詳しくお話しします。

●治療法の考え方について

この章では、医療機関で行われるさまざまな治療法について、ガイドラインで示された推奨の強さ（推奨度）とエビデンスレベルを含めてご説明します。

推奨度は、その治療法についてメリット、デメリットを比較し、治療法として推奨できるかどうかをガイドライン作成委員の合意で決定されたものです。推奨度1は強い推奨で

「実施することを推奨する」、２は弱い推奨で「実施することを提案する」ということになります。

どのような治療法がよいかは、推奨度を参考に、症状に応じて選択されます。

エビデンスレベルとは、その推奨の強さを裏付ける医学的根拠（エビデンス）の質の高さをあらわし、Ａ～Ｄまでの４段階で表わされます。Ａは質の高いエビデンス、Ｂは中等度の質のエビデンス、Ｃは質の低いエビデンス、Ｄは非常に質の低いエビデンスです。

薬物治療

慢性便秘症で使用される薬剤

慢性便秘症の治療薬には、

・腸内の浸透圧を上げて水分で便を軟らかくする「浸透圧性下剤」
・水分を含んで膨らみ便のかさを増やす「膨張性下剤」
・大腸で水分を分泌し強制的に大腸を動かすいわゆる『下剤』である「刺激性下剤」
・腸管運動を促進する「消化管運動賦活薬」

そして30年ぶりの新薬である

・小腸や大腸から水分を大量に出して自然な排便を促す「上皮機能変容薬」
・体内下剤である胆汁酸を活用する「胆汁酸トランスポーター阻害薬」
・オピオイド誘発性便秘症の治療薬である「消化管μ《ミュー》オピオイド受容体拮抗薬」

などがあります。

病態によっては、生薬の合剤である漢方薬も使われますし、近年ではプロバイオティクスも治療に用いられることがあります。

ここでは慢性便秘症の治療に用いられる薬とプロバイオティクスについて説明します。

治療薬にはいろいろな選択肢がある

慢性便秘症診療ガイドラインでは、治療に使われる薬などには、医師が治療法を選択する際の参考となるよう推奨度とエビデンスレベルが表示されています。

	推奨度	エビデンスレベル
浸透圧性下剤	1	A
膨張製下剤	2	C
刺激性下剤	2	B
消化管運動賦活薬	2	A
上皮機能変容薬	1	A
胆汁酸トランスポーター阻害薬	新薬のため未評価	
消化管μオピオイド受容体拮抗薬	新薬のため未評価	
漢方薬	2	C
プロバイオティクス	2	B

主な便秘症治療薬

分類		一般名	おもな製剤名	説明
浸透圧性下剤	塩類下剤	酸化マグネシウム製剤など	重質酸化マグネシウム、酸化マグネシウム、ミルマグ	慢性便秘症治療においてもっとも使用される薬。浸透圧で腸に水分を引きこむことで便を軟かくします。
	糖類下剤	ラクツロース	モニラック	塩類下剤同様、腸管内の浸透圧を上げ、水分を腸管内に留めます。
		ポリエチレングリコール（日本では申請中）	(AJG555)	腸管内の浸透圧を上げ、水分を腸管内に留めます。副作用はほとんどありません。
膨張性下剤		カルボキシメチルセルロースナトリウム、ポリカルボフィルカルシウム	バルコーゼ、コロネル、ポリフル	水分を吸収して膨らみ腸を刺激して排便を促します。
刺激性下剤	アントラキノン系下剤	センナ、大黄、アロエ、決明子	プルゼニド、アジャストAコーワ、アローゼンなど	大腸の神経に作用して、大腸を動かし、水分を分泌させます。長期連用による習慣性や耐性、大腸黒皮症（偽メラノーシス）に注意が必要。
	ジフェニール系下剤	ビルコジル、ピコスルファートナトリウムなど	テレミンソフト座薬、ラキソベロン	大腸の神経に作用して、大腸を動かし、水分を分泌させます。大腸黒皮症は起きません。長期連用による習慣性や耐性に注意が必要。

分類		一般名	おもな製剤名	説明
消化管運動賦活薬	5-HT4受容体刺激薬	モサプリドクエン酸塩、プルカロプリド(日本未承認)	ガスモチン	胃や小腸の運動を活性化します。
上皮機能変容薬		ルビプロストン	アミティーザ	小腸から水分分泌させ、排便を促進させます。炎症を抑える効果もあります。
		リナクロチド(便秘型IBS)	リンゼス	小腸と大腸から水分分泌して便を出しやすくします。痛覚過敏も改善します。
胆汁酸トランスポーター阻害薬		エロビキシバット水和物	グーフィス	体内下剤である胆汁酸を大腸に多く流すことで便通を促します。
消化管μオピオイド受容体拮抗薬		ナルデメジン	スインプロイク	オピオイドの副作用を中和します。
漢方薬		大黄甘草湯、桃核承気湯、麻子仁丸、潤腸湯	(大黄を含むもの)	生薬の作用で便秘の諸症状を改善。刺激性下剤である作用と生薬の成分で排便を助けます。大建中湯は山椒の働きで腸管の運動を活発化させます。
		大建中湯、など	(大黄を含まないもの)	

●浸透圧性下剤

診療ガイドラインで、もっとも高い推奨度1、エビデンスレベルAが示されました。

コスト面、効果面から第一選択として使われます。用量を注意して適正に使いましょう。

腸内の浸透圧を高めることで腸内の水分量を増やし、便に吸水させ、軟かくします。

塩類下剤：酸化マグネシウム製剤

酸化マグネシウム製剤は慢性便秘症治療においてもっとも使用される薬であり、緩やかに作用し、耐性や依存性がないため長期間服用できます。ほかの下剤と併用して使われることが多い薬です。

成分はほとんど体内に吸収されない塩類である酸化マグネシウムです。浸透圧で腸に水分を引きこむこと

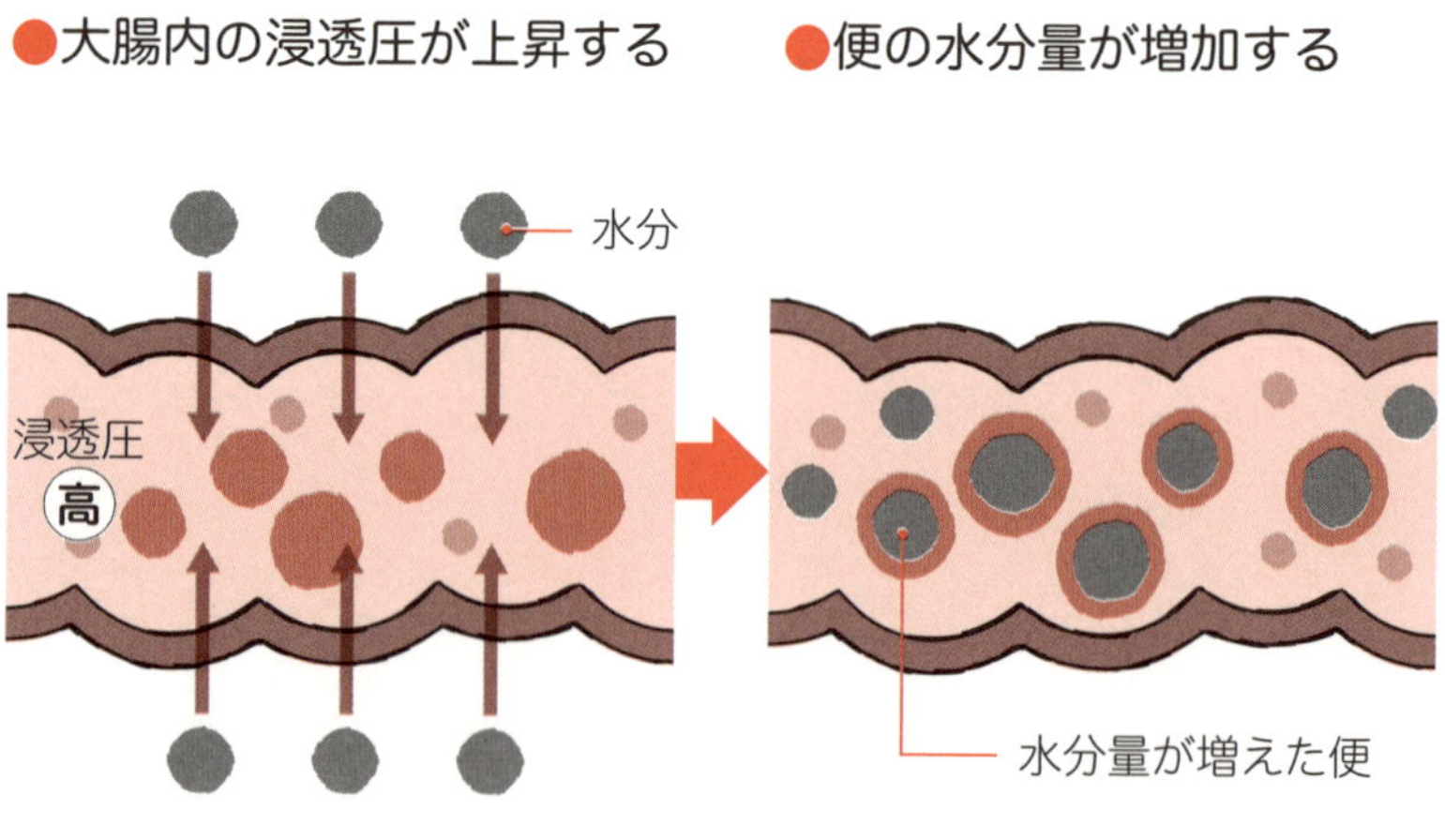
●大腸内の浸透圧が上昇する
●便の水分量が増加する
水分
浸透圧
高
水分量が増えた便

で便を軟かくします。消化管ホルモンであるコレシストキニンを介して大腸を動かす作用もあります。

高齢者、腎不全、心不全のある患者さんでは致命的な高マグネシウム血症を起こすことがあるため、海外では主に小児に使われます。高マグネシウム血症は、ふらつきや倦怠感《けんたいかん》を初発症状とし、重症になると昏睡《こんすい》、不整脈、心停止を起こします。酸化マグネシウム製剤の使用中は、高マグネシウム血症の予防のために、定期的なマグネシウム測定が必要となります。

骨粗しょう症の薬のビタミンD製剤はマグネシウムの吸収を促進するため、使用している場合は注意が必要です。ふらつきや倦怠感を感じたら、すみやかに受診しましょう。

また、胃酸を抑える制酸剤を飲まれている方、手術で胃を切除して胃酸が出ない方では、酸化マグネシウムの効果が減弱します。効かないからといって量を増やしすぎないよう注意が必要です。

適量（1日1g程度）であれば血圧や細胞機能を正常化させる作用もあり、コスト面からも非常に有用な薬です。

糖類下剤：ラクツロース、ポリエチレングリコール

塩類下剤同様に腸管から吸収されにくいことで腸管内の浸透圧を上げ、水分を腸管内に留めることで便を緩くする薬です。

ラクツロースは乳糖から作られる合成2糖類でオリゴ糖の一種です。ヒトはほとんど消化できないため、大腸内に留まって水分を維持し、便を軟らかく出しやすくします。腸内細菌により有機酸に分解されますが、有機酸はアンモニア産生菌を抑制する効果もあるため、成人では肝硬変の患者さんに保険診療での適応があります。

有機酸は腸管の運動を促進したり、ビフィズス菌などの乳酸桿菌《かんきん》を増やす作用もあり、くせのない甘みで飲みやすいので、久里浜医療センターでは主に小児患者に処方しています。海外ではよく使われていますが、日本では小児慢性便秘や産婦人科術後便秘のみの適応で、残念ながら成人の慢性便秘症での保険適応はありません。

ポリエチレングリコール（ＰＥＧ）も人では消化吸収されない物質で、便を軟らかくして出しやすくします。大腸を動かす作用はありません。

大きな副作用や、薬の間での相互作用（飲み合わせ、禁忌《きんき》）のない安全な薬で、欧米では第一選択薬として使用されています。日本では大腸内視鏡検査前の腸管洗浄薬として使用されたことのある方も多いと思います（洗浄薬には塩分が加えられています）。

便秘の治療薬として現在申請中であり、２０１８年中には日本の慢性便秘症の患者さんに使用できるようになります。便秘の治療のときは17g程度を240ml程度の水に溶かして内服します(海外)。

酸化マグネシウムより量を多く飲む必要がありますが、高齢者にもリスクが少なく、今後の治療の主体になるはずです。

膨張性下剤

診療ガイドラインで、推奨度2、エビデンスレベルCが示されました。

便秘型IBSでの使用が提案されましたが、慢性便秘症でのエビデンスは少なく、食物繊維と同等の効果とされています。

お腹が痛くなる便秘（便秘型IBS）に適した薬で効果が証明されています。

膨張性下剤という名の通り、水分を吸収して膨らむゲル化剤なので、便が多いタイプの便秘では便のかさ

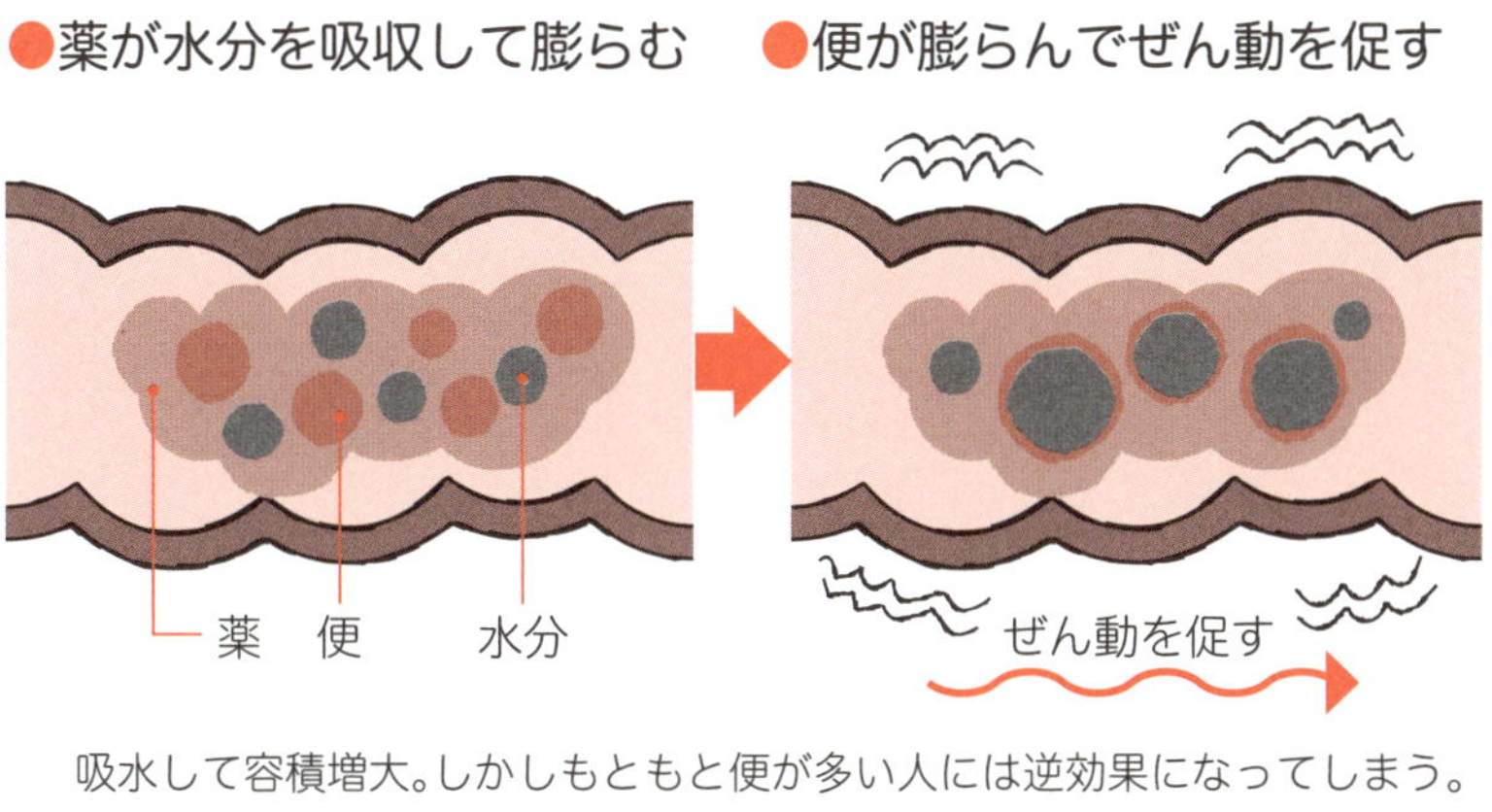
薬が水分を吸収して膨らむ
便が膨らんでぜん動を促す
薬
便
水分
ぜん動を促す
吸水して容積増大。しかしもともと便が多い人には逆効果になってしまう。

が増えてしまい、かえって出にくくなるなど逆効果になることもあります。

カルボキシメチルセルロースナトリウム、ポリカルボフィルカルシウム

150〜200mL程度の多めの水と一緒に服用します。

消化管内で消化吸収されず、水分を吸収して大きくなり腸を刺激して排便を促します。便量を増やしたり、便を軟らかくする効果もあります。

ほかの下剤に比べ、効果があらわれるまでに時間がかかりますが、自然に近い排便ができます。便秘型IBSや便量の多くない便秘症患者には効果が期待されます。

効果としては、サイリウムなどの食物繊維と同等とされています。

また、ポリカルボフィルカルシウムには、増加した余分な水分を吸水しゲル化する働きもあるので、IBSによる下痢にも一定の効果があります。

●刺激性下剤

今度の診療ガイドラインで、推奨度2、エビデンスレベルB、屯用もしくは短期間の使用が提案されました。

大腸に届いて働き、腸内の水分を増やし、腸管運動を起こして排便を促します。

非常に重要な薬で、女性の生理前や季節の変わり際、旅行に伴う便秘などの急性便秘に適しています。大腸内視鏡検査の前処置などで腸管をきれいにするために必須の薬でもあります。

慢性便秘症でも溜まってしまった硬い便をリセットするなどの場合には適します。

しかし本書でもお伝えしている通り、習慣性や耐性などが見られることから、使用には注意が必要な薬でもあります。

日本では本来の使い方ではない長期連用が行われ、腸管神経叢《そう》が不可逆的な障害を受けて大腸が伸びてしまう、治りにくい下剤性便秘である「弛緩性便秘」の最大の要因です。

66ページでも書いたとおり、海外では20年以上前より刺激性下剤を長期間連用せず、弛

刺激性下剤

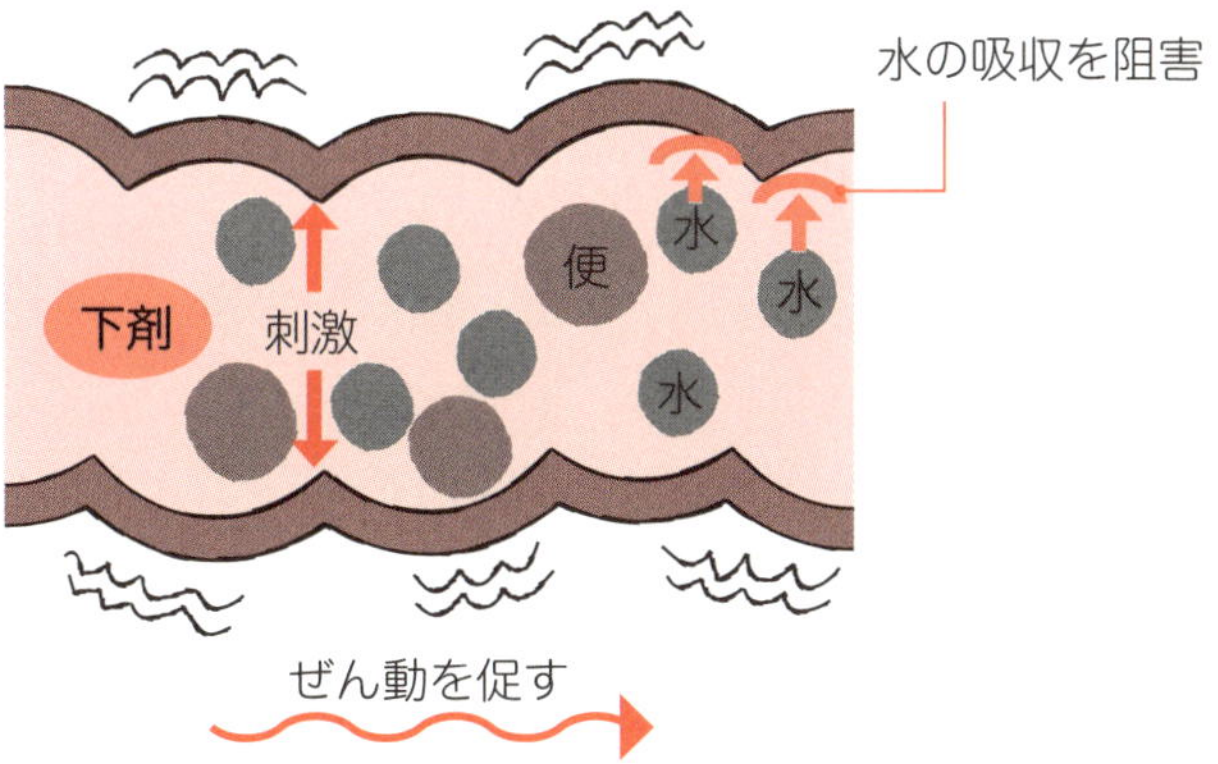

腸内の水分を増やして、運動を促す

緩性便秘はなくなりました。

毎日飲む慢性便秘症の薬ではありません。また大腸を強く動かすため、お腹が痛くなることもあります。刺激性下剤には、アントラキノン系とジフェニール系があります。

アントラキノン系下剤（センナ、大黄、アロエ、決明子などの生薬）

腸内に入ると、腸内細菌や消化管内の酵素により活性化されて大腸の神経に作用します。長期連用によって大腸の粘膜が障害を受けて着色する大腸黒皮症（偽メラノーシス 120ページ）を招き、大腸腺腫などの腫瘍ができやすくなるといわれています。

合成アントラキノン製剤である強力ソルベン錠は、動物実験で大量投与時に肝臓と大腸に腫瘍ができたことから１９８７年に販売中止となりました。屯用、もしくは短期間の使用が適する、急性便秘の薬です。

ジフェニール系下剤（ビサコジル、ピコスルファートナトリウムなど）

アントラキノン系下剤とは異なり、大腸黒皮症や大腸腺腫、がんとの関係は指摘されていません。しかし長期連用により下剤性便秘である「弛緩性便秘」になる可能性があることは、アントラキノン系下剤と変わりません。

コラム 「どっさり」、「たっぷり」にご注意

センナなどの刺激性下剤を便が「どっさり出る」ということで好まれる方も多いです。宣伝で「どっさり」「たっぷり」という言葉がつく製品の多くにはセンナや大黄などの刺激性下剤が含まれています。

便秘の方には魅力的な言葉「どっさり」「たっぷり」には理由があります。

本来我々は横行結腸の真ん中から直腸までにある便を排便するのですが、刺激性下剤は大腸全部の便を出そうとします。消化吸収が終わっていない明日・明後日の分まで出してしまうのです。

たっぷり出るけどそのあとが続かない、そもそも毎日飲むのには向かない薬なのです。

ただし、硬い便が溜まって出しにくい状態、このようなときに水分が吸収されていない「明日や明後日の便」を含めて流し出してリセットする、それはとても意味があることです。

刺激性下剤は急性便秘や大腸をリセットするための薬です。困ったときに週２回までを目安に正しく使いましょう。

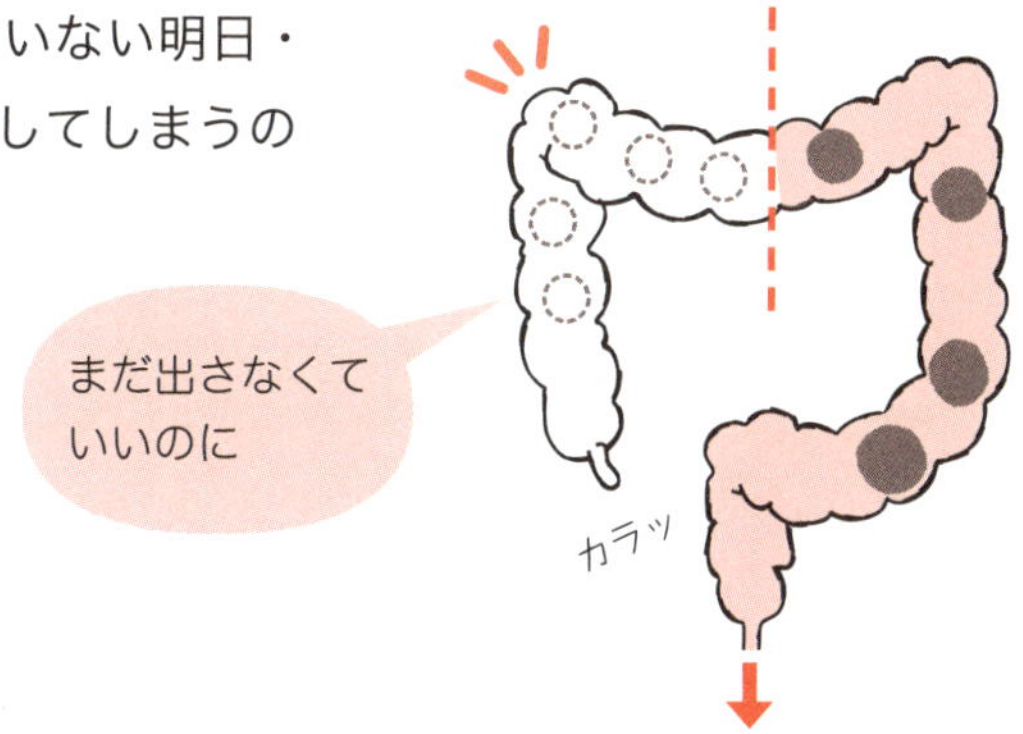

通常は半分ほど排出させるだけでよいのに、刺激性下剤は大腸の中の便を全部出してしまう

消化管運動賦活薬

診療ガイドラインで、推奨度2、エビデンスレベルAが示されました。

消化管運動賦活《ふかつ》薬というのは、5－HT4受容体刺激薬などを刺し、セロトニン5－HT4受容体を刺激して、腸を動かす神経伝達物質であるアセチルコリンの生成を促し、胃や小腸の運動を活性化することができます。副作用は少ない薬です。

便秘症状に胸やけを伴う方、下剤を飲んでも効果があらわれるまでに時間がかかる方などに適しています。

消化管運動賦活薬であるモサプリドクエン酸塩は、慢性胃炎による胸やけや吐き気などの症状に保険適応がある薬です。

慢性便秘症にエビデンスがあるのはプルカロプリドという薬で、便回数の増加や大腸通過時間の短縮が報告されています。

しかし、今のところこの薬を日本で使える見込みはたっていません。日本で使えるのはモサプリドクエン酸塩ですが、こちらは慢性便秘症治療に関してはエビデンスがあまりなく、慢性便秘症には保険適応がありません。

●上皮機能変容薬

ルビプロストン、リナクロチド（便秘型IBS）

診療ガイドラインで、浸透圧性下剤と同じくもっとも高い推奨度1、エビデンスレベルAが示されました。慢性便秘症（リナクロチドは慢性便秘症のうち便秘型IBS2018年7月時点）に使用が推奨されています。

ルビプロストンは、世界初のクロライドチャネルアクチベーターで、日本人医師の上野隆司先生が開発した薬です。小腸粘膜上皮に作用し、小腸から水分を分泌させ、排便を促進させます。腸管透過性の亢進を抑制し、炎症を修復する作用もあります。

副作用として、若年女性では吐き気が出やすいのですが、高齢者では吐き気は多くありません。腎機能が低下している方にも使いやすく、連用しても吐き気以外の重篤な副作用がほとんどありません。

大腸の下流が詰まっているときに小腸から水がたくさん出ると逆流して吐き気が生じるようで、ルビプロストンを飲み始める前に、刺激性下剤や浣腸で大腸をリセットしてから内服すると吐き気が少なくなります。また飲み続けて排便状況が改善するのに伴い吐き気は解消します。

リナクロチドは、消化管上皮細胞の表面に存在するグアニル酸シクラーゼC（GC－C）受容体に作用して小腸・大腸内への水分分泌を促し、便通を改善します。また、求心性神経（末梢での刺激を中枢に伝える神経）の過敏性を改善することにより、腹痛を改善します。便秘型IBSの特効薬といってもよいお薬です。

リナクロチドは、ルビプロストンと異なり、小腸のみならず大腸でも水分分泌することから吐き気の副作用がほとんどなく、むしろ下痢が副作用として挙げられます。食後に内服すると下痢が悪化するので、食前に内服します。

大腸で水を出すことから効果発現はすみやかで、通勤や仕事中に排便を催すこともあり、お仕事をされている方では夕食前に飲む場合もあります。

大腸の下流に当日に便として排泄するものがない状態で内服すると、水だけを排出する下痢を起こすこともあり、無症状時の排便回数が毎日ではない人では、屯用で内服した方が合うこともあります。

適応は2018年5月の時点では便秘型IBSだけですが、2018年末頃には海外同様に慢性便秘症で使用できるようになる見込みです。

なお、お腹が痛い便秘である便秘型IBSには、S状結腸軸捻転症などの腸捻転予備群が隠れていることがあります。リナクロチドを飲んで改善しない場合、腹痛がある場合、とくに腸閉塞の経験を持つ方は医師にすみやかに相談してください。

●胆汁酸トランスポーター阻害薬

エロビキシバット水和物

水分分泌と大腸運動促進の2つの作用で便通を促す新規の便秘薬です。これまでの多くの薬は、海外で先行販売され評価を受けてから日本の市場に投入されましたが、この薬（製品名グーフィス）は海外に先駆け最初に日本で販売されました。

エロビキシバット水和物は、小腸の大腸寄りにある回腸末端で胆汁酸を再吸収させにくくして大腸に胆汁酸を多く流すことで便通を促すこれまでになかった機序の新規便秘薬で、コレステロールが原料となってできる胆汁酸を体から効率よく排出させる「高脂血症治療薬」を開発している過程で生み出されたという経緯があります。

胆汁酸トランスポーター阻害薬

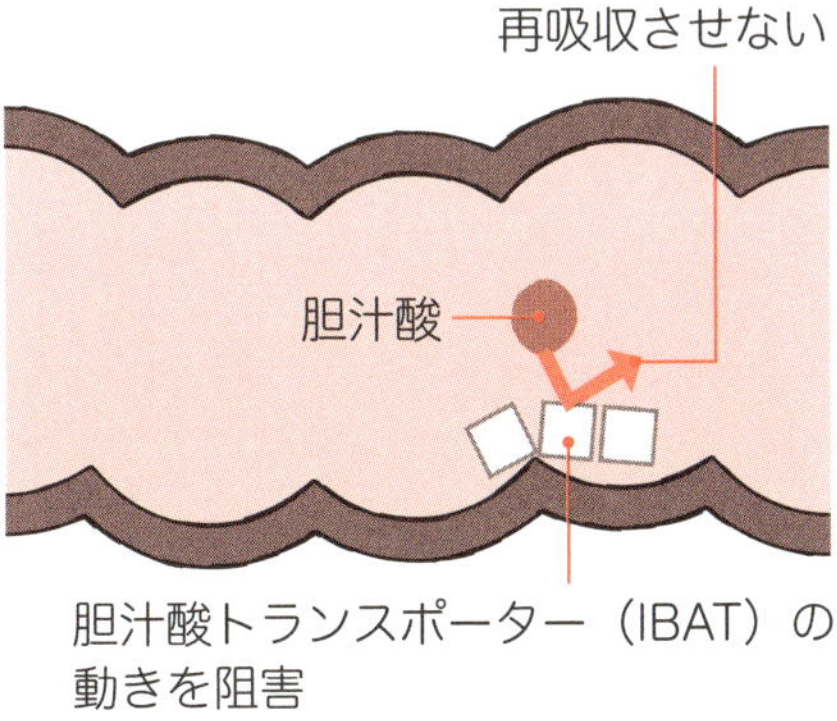

回腸で再吸収させない。
大腸に胆汁酸を増やして便通を促す

久里浜医療センターでは、この逆のパターンで下痢型ＩＢＳの約30％を占める「胆汁性下痢症（82ページ）の患者さんを多く診ていますが、長期間胆汁性下痢症で下痢症状があっても大腸がダメージを受けないこと、胆汁酸を少し制御するだけで症状が大きく変化することを経験しています。薬効上からも、刺激性下剤をやめにくい方などの難治例に適切ではないかと思われます。

消化管μオピオイド受容体拮抗薬

オピオイド誘発性便秘症の治療薬です。オピオイドはがん患者さんや整形外科の患者さんの強い痛みを抑えるために使われる鎮痛薬です。

オピオイド鎮痛薬で治療を受けている患者の40〜80％に便秘が認められ、疼痛管理の妨げとなっています。オピオイドが消化管μ《ミュー》オピオイド受容体に結合することで、消化管運動・消化管神経活動の抑制、イオンや腸液分泌の減少等により便秘が引き起こされるというメカニズムです。経口で使え、鎮痛作用に影響を与えない消化管μオピオイド受容体拮抗薬がナルデメジンです。

オピオイドの副作用を中和するだけの作用ですので、病気やけがによる運動量の低下やストレスによる便秘が合併している場合はそれらの対策も必要となります。

漢方薬

診療ガイドラインで、推奨度2、エビデンスレベルCが示されました。

慢性便秘症では漢方薬もよく使用されます。漢方といってもそれぞれ働きは異なりますし、誤解されやすいのですが副作用もほかの薬剤と同様にありますので、適切に使用することが必要です。

大黄を含む大黄甘草湯《だいおうかんぞうとう》、桃核承気湯《とうかくじょうきとう》、麻子仁丸《ましにんがん》、潤腸湯《じゅんちょうとう》、大黄を含まない大建中湯《だいけんちゅうとう》、桂《けい》枝加芍薬湯《しかしゃくやくとう》などがあります。

大黄は、センナやアロエ、決明子《けつめいし》同様のアントラキノン系の刺激性下剤で、急性便秘や慢性便秘では「腸のリセット（いったん排出して腸を空にする）」に適します。刺激性下剤同様に急な腸の動きで腹痛を起こすことがあります。子宮収縮作用と骨盤内臓器の充血作用を持つため、妊娠している方には使えませんし、刺激性下剤同様の注意が必要です。桃核承気湯に含まれる芒硝《ぼうしょう》（硫酸ナトリウム）は酸化マグネシウムと同様の働きがあり、便を緩くする作用があります。麻子仁丸に含まれる脂肪油は便を軟化して出しやすくする作用があります。

大建中湯は大黄を含まず、山椒《さんしょう》による腸管運動促進作用があります。腹部膨満を伴う便秘を改善したり、直腸感覚をよくすることで便意を感じやすくさせます。術後の腸管運動回復にエビデンスがあり、長期間の連用も支障がないとされています。

桂枝加芍薬湯に含まれる芍薬は平滑筋の緊張を和らげマイルドな整腸作用があり、腹痛を伴う便秘に向いています。

●プロバイオティクス

ガイドラインでは、推奨度2、エビデンスレベルBで用いることを提案し、排便回数の増加に有効とされています。ヨーグルトなどのCMで「腸内環境」といった表現が使われますが、

慢性便秘症治療に使用される漢方薬

大黄を含むもの（妊娠している人には使用しない）

大黄甘草湯《だいおうかんぞうとう》	比較的多くの人に使用できる。
桃核承気湯《とうかくじょうきとう》	女性向け、排便促進作用が強い
麻子仁丸《ましにんがん》	高齢者向け、便を軟化して出しやすくする
潤腸湯《じゅんちょうとう》	腸管内の乾いて硬くなった便を潤して便秘を解消

大黄を含まないもの

大建中湯《だいけんちゅうとう》	山椒で腸のぜん動運動を促進
桂枝加芍薬湯《けいしかしゃくやくとう》	芍薬による腸運動調節作用

腸内の細菌の状態は排便に重要な影響を持ちます。

プロバイオティクスとは、有益な細菌（善玉菌）のことで、薬物ではありません。便秘治療において代表的なものに乳酸菌、ビフィズス菌、酪酸菌《らくさんきん》などがあります。プロバイオティクスを含む食品のことを指す場合もあります。ヨーグルトやチーズのほか、味噌や納豆、キムチなどの発酵食品が主です。

腸を刺激して、ぜん動運動を促進します。また、腸内は本来酸性ですが、この状態が悪いとアルカリ性になってしまうことがあります。酪酸菌は、腸内のpH《ペーハー》バランスを整える効果も期待できます。

慢性便秘症に対して、これらのプロバイオティクスを用いた研究も多く行われ、プロバイオティクスが腹部症状を悪化させることなく、排便回数を増やすといった報告もあります。また便の形状の改善、残便感や不快感、肛門の不快感や痛みなど自覚症状も軽減させるという報告もあります。

ただ、便秘の原因と腸内細菌が解決できる内容が合致しなければ効果はないわけで、「数日間使ってみて効果があるものを継続する」というスタンスが適切ではないかと思います。

プロバイオティクスの取り入れ方については第6章で紹介します。

大腸黒皮症、大腸偽メラノーシス

刺激性下剤の項でもお話ししましたが、センノシド系の下剤を長期連用している人に、大腸内視鏡検査を行うと、大腸が真っ黒になっていることがあります。これを大腸黒皮症といいます。一般的に黒皮症（メラノーシス）というのは皮膚を黒くする色素であるメラニンが原因の皮膚の変性ですが、この大腸黒皮症はメラニンが原因ではないため「偽メラノーシス」ともいわれます。黒くなっている原因は刺激性下剤によって粘膜細胞がダメージを受けて死んだものを、マクロファージが食べて黒く見える「リポフスチン沈着」です。腸管の粘膜が傷ついて変性している状態ですから、炎症が起き、腺腫やがんができやすい状態ともいわれています。腸が黒くなることと腸管運動の直接的な関係はありませんが、長期に渡る刺激性下剤使用の影響である「弛緩性便秘」が生じていることも多いです。

黒くなっている状態は生薬系の下剤を止めて1～2年程度で解消します。

便秘治療薬とのつき合い方

ここまで、処方薬について説明してきました。

これまで便秘の治療というと酸化マグネシウム製剤と刺激性下剤に頼った経験的治療で

した。

刺激性下剤を長期間常用すると治りにくい便秘である「弛緩性便秘」となり、アントラキノン系下剤では腸管粘膜を傷害し、大腸粘膜が黒くなる偽メラノーシスになり、大腸ポリープができやすくなります。さらに、酸化マグネシウム製剤と刺激性下剤だけでは治療の限界がありました。

ここ数年、30年の空白期間を破って、非常に有力な新規便秘薬が次々と発売されました。それぞれ使い方にコツがあるようですが、刺激性下剤を使わなくても便通をコントロールできるようになる慢性便秘の薬がそろってきました。

どの薬でも効き方の特徴や副作用がありますので、医師の指示通り、用量・用法を守ることが重要です。そして、できる範囲で運動やマッサージ、食生活の改善などを併せて行うようにするとよいでしょう。

そのほかの治療

薬物以外の治療法

医療機関で行われる慢性便秘症の治療法には薬物療法以外のものもあります。浣腸や洗腸法といった腸内の便を物理的に排出させるものや、バイオフィードバック療法、精神・心理療法といった排便に関わる機能自体を改善させる目的のものなどがあります。

浣腸・坐剤・摘便《てきべん》・逆行性洗腸法は、この４つをまとめて推奨度２、エビデンスレベルＣで、慢性便秘症の治療として使用することが提案されました。

浣腸

ご存知の方も多いと思いますが、浣腸は肛門から薬剤などを注入して排便を促す方法です。小児の便秘では使用されることの多い治療法です。

浣腸剤としてよく使用されるグリセリンは、浸透作用で便を軟化、潤滑化し、便を出しやすくし、浸透圧により腸壁を刺激して排便を促します。

浣腸はＳ状結腸から直腸で便が固まって、出ない・出にくいという、直腸性便秘に適しています。効果はすみやかなため、トイレ以外で使用する場合は、すぐにトイレに行ける状態で行うとよいでしょう。

浣腸を入れる際に、管などの器具の先端で直腸の壁を傷つけてしまうことがあるので、入れすぎないように注意する必要があります。

浣腸を続けたからといって、排便する力が衰えるわけではありません。しかし「浣腸を使って毎日出さなくちゃ」という精神的な依存性が心配されます。慢性便秘症の定義にもあるように毎日排便する必要はありません。毎日使用することは慎むべきです。

逆行性洗腸法

500~1000mLの微温湯を専用のカテーテルを通して肛門から直腸に注入し、便を軟かくし、また結腸の動きも促進して排便を促します。

重症の便秘症の患者さんが適応で脊髄《せきずい》損傷などによる神経障害のある人の治療にも有効です。直腸と左側結腸が空になるので、便失禁のある人の予防にも用いられます。

浣腸同様に便秘の定義から考えても、毎日施行する必要はあまりありません。

坐剤

坐剤《ざざい》とは、お尻から入れて使用する形状の薬のことです。大腸に近いところから直接入れることですみやかな効果を期待できます。

炭酸水素ナトリウムと無水リン酸二水素ナトリウムの配合剤、もしくは刺激性下剤のビサコジルが成分です。

炭酸水素ナトリウムは直腸内で炭酸ガスを発生させ、その刺激で便の排出を促します。ビサコジルはピコスルファートなどと同じ刺激性下剤です。

摘便

直腸型便秘などで肛門付近にかたまって栓のようになっている便（糞便塞栓《ふんべんそくせん》）を肛門からかき出します。浣腸で排出しきれないときに医療機関で行います。

糞便塞栓があると、つまっている便と腸の隙間から便がもれる「便もれ」の原因となります。

糞便塞栓が解消するとそれだけで直腸性便秘が治ることがあります。

バイオフィードバック療法

機能性便排出障害に対し推奨度2、エビデンスレベルAで、機能性便排出障害の治療に用いることを提案されています。

機能性便排出障害の骨盤底筋協調運動障害は肛門直上まで便があるのに排出できない状況で、肛門科を受診する患者さんに多くみられます。

骨盤底筋協調運動障害では、便意があっても筋肉の協調運動ができないことから排便ができません。バイオフィードバック療法とは、意識に上らない体内情報を訓練して意識的にコントロールできるようにする治療法のことです。

精神・心理療法

推奨度2、エビデンスレベルCで行うことが提案されています。

催眠療法、リラクセーション法、ストレスマネジメント、対人関係療法、認知行動療法などいろいろな種類があります。

便秘が心理的な負担となってさらに便秘を悪化させる悪循環を解消したり、ストレスによって起こる便秘を緩和します。ストレスが原因の「けいれん性便秘」や「便秘型ＩＢＳ」

では一定の効果があると思われます。

第6章では、ご自分でも行えるストレス対処法をご紹介しています。

おもな精神・心理療法

- 催眠療法
- リラクセーション法
- ストレスマネジメント
- マインドフルネス
- 対人関係療法
- 認知行動療法

など

ストレスによって生じる便秘を緩和する

コラム 緊張するとおならが出る…？

人間は緊張すると唾液が湧き、生唾を飲み込みやすくなります。

唾はもちろん飲んでよいのですが、このとき1回あたり約15mLの空気も一緒に飲み込むといわれています。たとえば普段より100回余計に唾を飲んだとしたら…、1.5Lのペットボトル1本分の空気がお腹に入ってしまうことになります。

この、空気を飲み込みやすい状態を「呑気症《どんきしょう》」または「空気嚥下《えんげ》症」といいます。

大量の空気を飲み込むことによって、お腹が張るとそれがさらなるストレスになってしまいます。そのことによってさらに生唾を飲むようになる…、まさに「悪循環」で、呑気症の人のなかには「おならが常に漏れる」「お腹からグルグル音がする」など、とてもつらい思いをされている方が多いのです。

呑気症の特徴は休日や朝起きたときは症状が軽く、学校や職場に行くとお腹の張りやおならが徐々に悪化して昼過ぎに一番つらい状況になり、帰宅する時刻が近くなると徐々に軽減していくことです。

こうした方が久里浜医療センターに来てX線検査を受けるとガスは写りません。受診日は仕事や学校がない日ですし、「治療でよくなるかも」と思うだけでストレスが減り、呑気症が抑制されるようです。

生唾は無意識に飲むので治療はやや難しいのですが、「生唾を飲むこととおならがつながっている」ことを認識して受け入れ、あまり気にしないようにすると、徐々に改善して、治ってしまうことも少なくありません。

外科治療が必要な便秘症

これまでに紹介してきたような治療法の効果が得られないほど重症な便秘で、外科治療が選択されることがあります。

代表的なものは順行性洗腸法（推奨度2、エビデンスレベルC）と、大腸切除術（推奨度2、エビデンスレベルC）です。

順行性洗腸法は、手術をして虫垂や盲腸に管を留置して、100〜1000mLの水や、100〜150mLのグリセリンなどを注入し、排便を促します。

大腸切除術は、S状結腸または結腸を切除して直腸と吻合《ふんごう》（つなぎ合わせる）を行います。

こうした外科的な治療が行われることは多くはありませんが、一般的な慢性便秘の治療では効果が得られない場合や、他病を合併している場合に選択されます。

久里浜医療センターでも、S状結腸軸捻転症《じくねんてんしょう》患者さんやその予備群で排便がうまくいかない方たちは外科に紹介してS状結腸切除術を行っており、場合によっては便秘薬がいらなくなることもあります。

第5章

日本人の腸の話

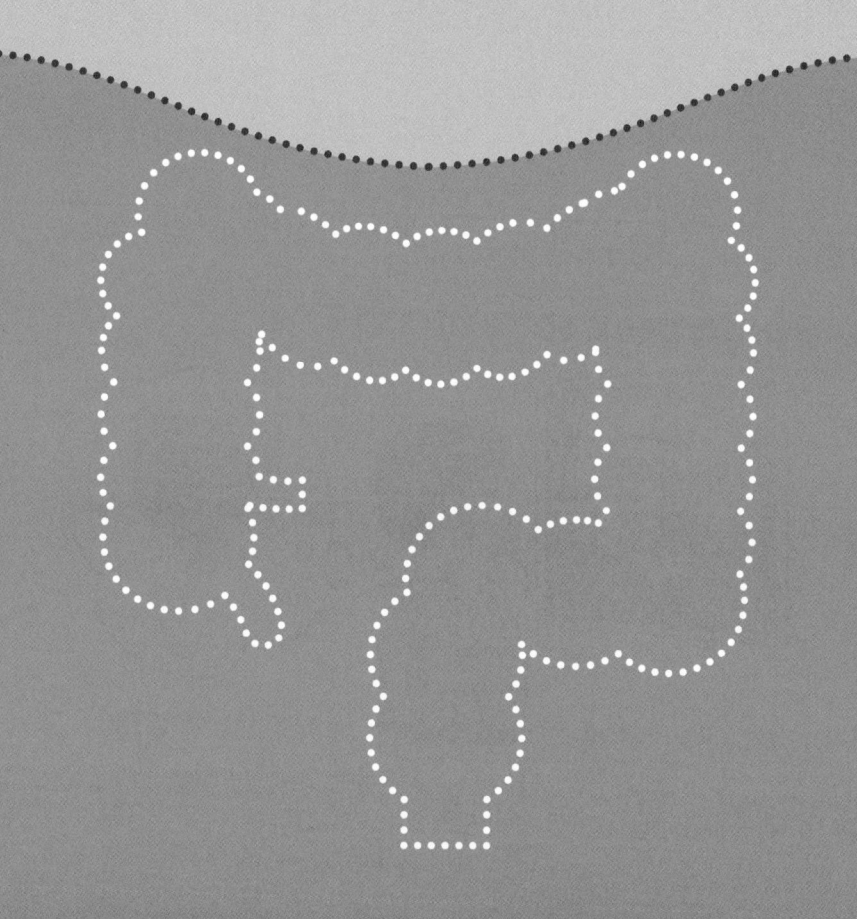

ねじれ腸と落下腸

腸の変形が多い日本人

この章では便秘やＩＢＳの原因としてもご説明した「ねじれ腸」「落下腸」などの腸管形態についてお話しします。

前述の通り、私は、日本人には生物の教科書どおりの四角い大腸の人がとても少ないと感じています。

一方、ドイツで１００名以上に検査を行った経験では、ほとんどの人が教科書どおりの腸管形態でした。顔かたちのように腸管形態にも遺伝が影響しているのでしょう。

便秘やＩＢＳなどの腸の病気には遺伝の影響もあると考えられています。

●ねじれて通りにくい

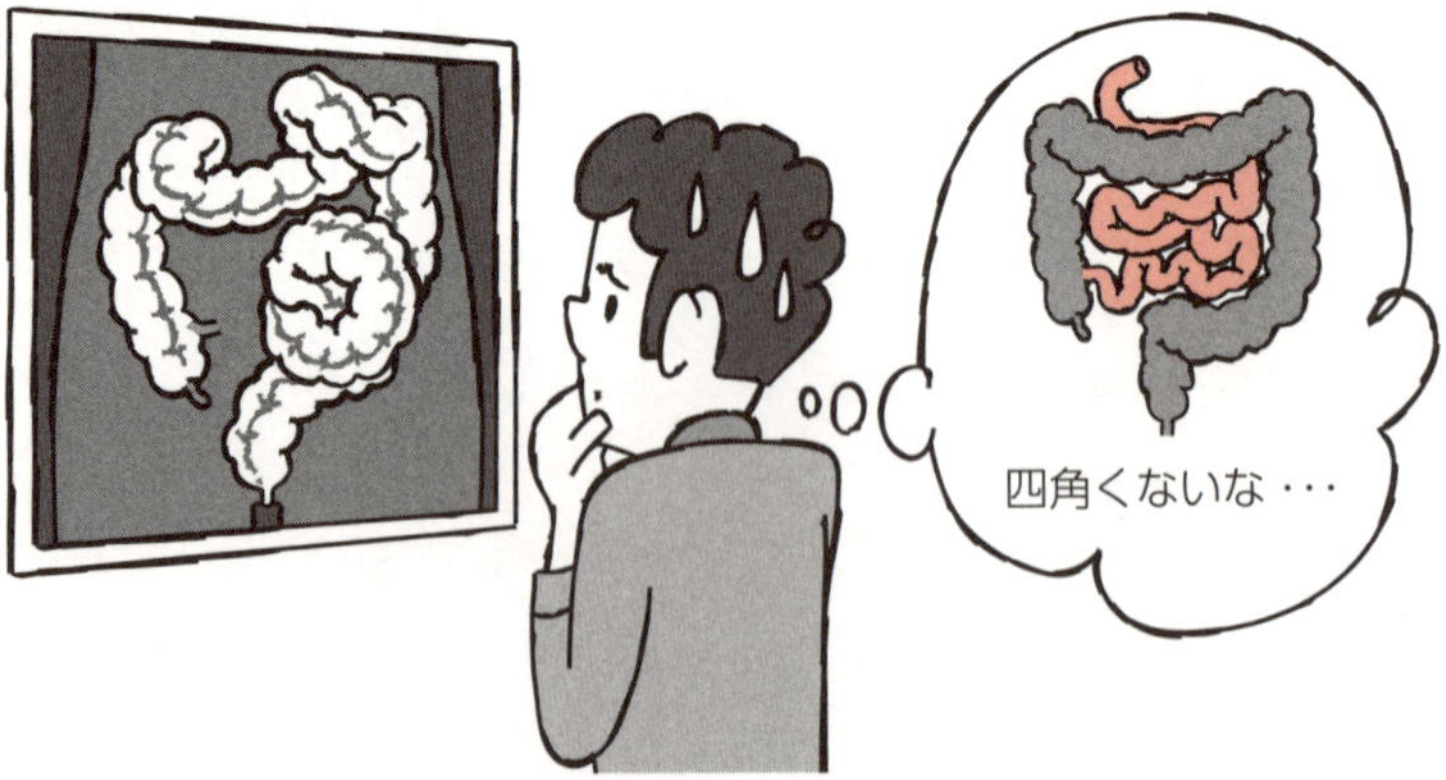

確かに兄弟でいらしたり、親子でいらしたり、中には3代揃って同じ症状でいらっしゃる患者さんたちの腸の形を見ると、遺伝の影響が強く感じられます。

詳しくは第6章で紹介します。

●ねじれた腸管「ねじれ腸」

便秘などの症状に悩む患者さんの内視鏡検査を行っていると、多くの患者さんの腸は、いたるところでねじれたり、折れ曲がったりしていることがわかります。

テレビなどのメディアでは、伝わりやすくするべく、私はこれらを「ねじれ腸」と呼んでいます。

ねじれ腸は日本人にとても多く、その一方私が大腸内視鏡検査を行った100名のドイツ人でねじれている人はほとんどいませんでした。

●本来の腸の形

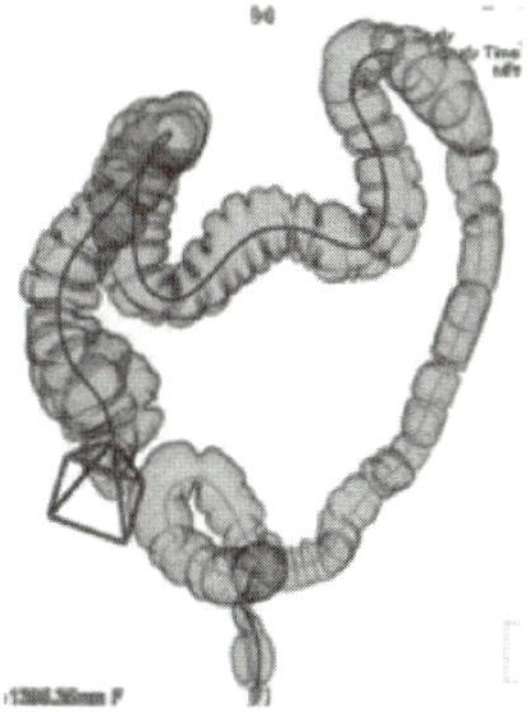

●ねじれ腸

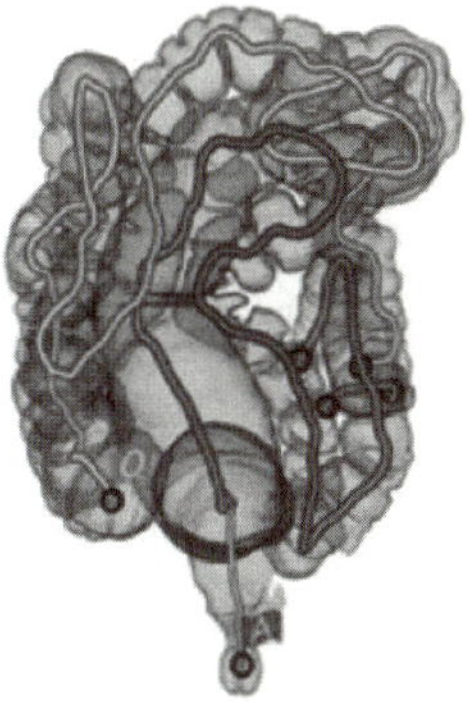

大腸 CT 検査画像

一方、日本人では慶應義塾大学の解剖学教室で調べたところ、教科書どおりの腸形態の人は20％もいませんでした。

すなわち日本人の80％は「ねじれ腸」だったのです。131ページの図は、大腸ＣＴの検査画像です。

正常の腸は体の両側の上行結腸と下行結腸が背中にまっすぐ固定されています。このような腸管形態では内視鏡検査も2分程度で盲腸まで到達して簡単です。

もちろん排便もスムーズです。こうした正常な腸の持ち主で、便秘で困っているという人に会ったことがありません。

もう一つのねじれ腸の例では、Ｓ状結腸はねじれて長くなり、右側の下行結腸はねじれてループを描いています。

ねじれ腸の人は、運動不足だと便が腸のねじれに引っかかり、慢性的に溜まっているために腸が伸びていきます。

通常は１３０〜１４０㎝の大腸が、この方では２００㎝になっていました。腸が長くなり、さらにねじれてもいるわけですから、スムーズに便が出るわけがありません。

検査をしようと内視鏡を挿入してもスムーズには通りません。この方で内視鏡が盲腸に到達するまでかかった時間は実に40分、正常の人の20倍です。

しかしこのような状態になってしまっていても、便の硬さを調整してマッサージを行うだけで便通は回復します。写真のねじれ腸の方もこのような治療を続け、下剤なしでほぼ毎日排便があるようになりました。

「ねじれ腸」の人はバリウム検査の後に、硬いバリウムが引っかかって腸閉塞になることがあります。腸の形によってはS状結腸軸捻転症という腸閉塞を起こすこともあります。

ちなみに「ねじれ腸」による便秘は、便がねじれ部分で引っかかって出そうとしても出ないので、「お腹が痛い便秘」（便秘型ＩＢＳ）になります。

ここに刺激性下剤を使うと、さらにひどい腹痛を起こします。痛みのあまりトイレで失神する方も少なくありません。

ねじれ腸セルフチェック

☑ 次のようなことに当てはまる患者さんは、ねじれ腸の可能性が高いです。

- ☐ ❶ 子どもの頃から便秘だった
- ☐ ❷ 腹痛を伴う便秘になったことがある
- ☐ ❸ 便秘の後、下痢や軟便が出たことがある
- ☐ ❹ 運動量が減った途端、便秘になったことがある

２つ以上該当すると腸がねじれている可能性があります

大腸が骨盤のなかに落ち込む「落下腸」

今度は「落下腸」のお話をします。

こちらも日本人にしばしば見られる腸管形態異常で、骨盤の中に腸が落ち込んでいる状態です。

大腸が体の中で四角い形を維持できるのは、上行結腸と下行結腸が背中側に固定されているからです。そのため本来は立っていても寝ていてもさほど腸の形は変わりません。

ところが、この大腸の固定がまったくなく腸間膜《ちょうかんまく》でぶら下がっているだけという人たちがいます。大腸が背中で固定されていないために、立ち上がると大腸は重力に従って骨盤の中に落ち込んでしまいます。医学用語では「総腸間膜症」といいますが、メディアでわかりやすく「落下腸」と名付けてくれました。

落下腸の人があお向けになったり、逆立ちをすると、腸は本来あるべき姿に近づきます。

立ち上がれば大腸は骨盤の中に落ち込み、折れ曲がり圧迫されてしまいます。当然腸はつぶれて通りが悪くなります。便が硬くなったり、運動不足になったりするとねじれ腸のケースと同様に腹痛を伴う便秘となります。

落下腸の人は便秘をしていなくても、立ち上がると大腸が骨盤内に落ち込むため「おへその下がポッコリ」出てしまいます。

頻度としては検診のX線検査から推測すると女性の約20％、男性の約10％ほどで、ねじれ腸ほどは多くないようです。

落下腸の例　X線検査画像

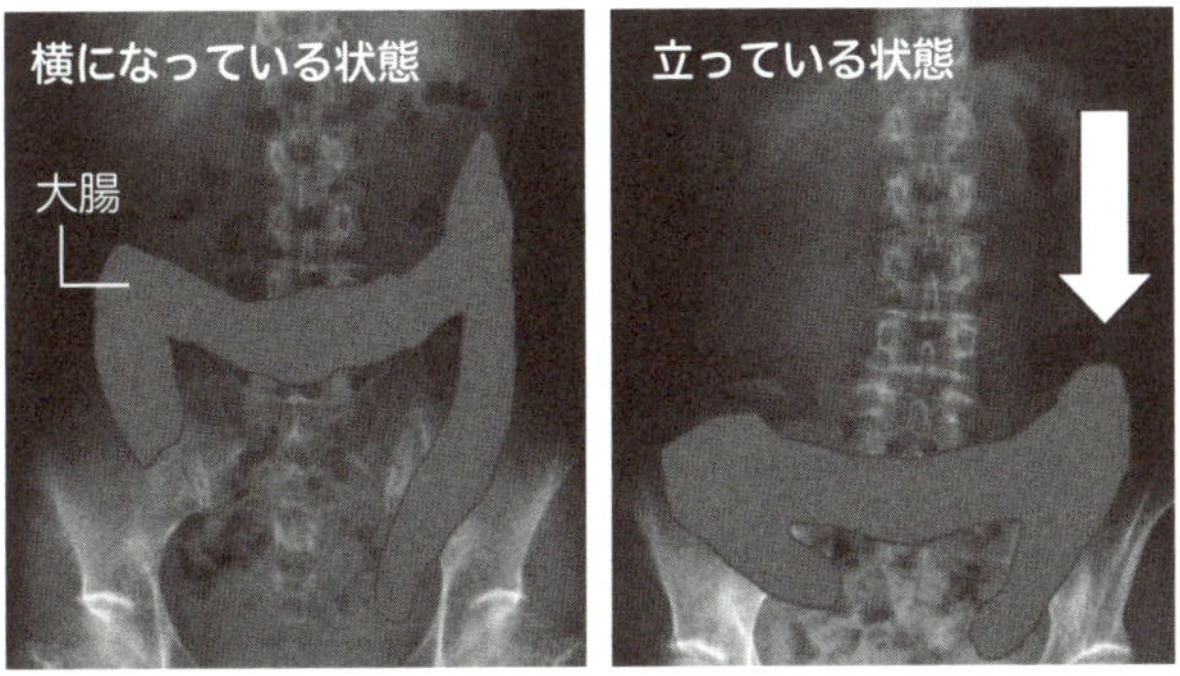

落下腸の人が横になったり逆立ちをしたりすると、腸は本来の形に近づきます。立ち上がると腸が骨盤内に落ち込んでしまいます。

● 横になっていると……

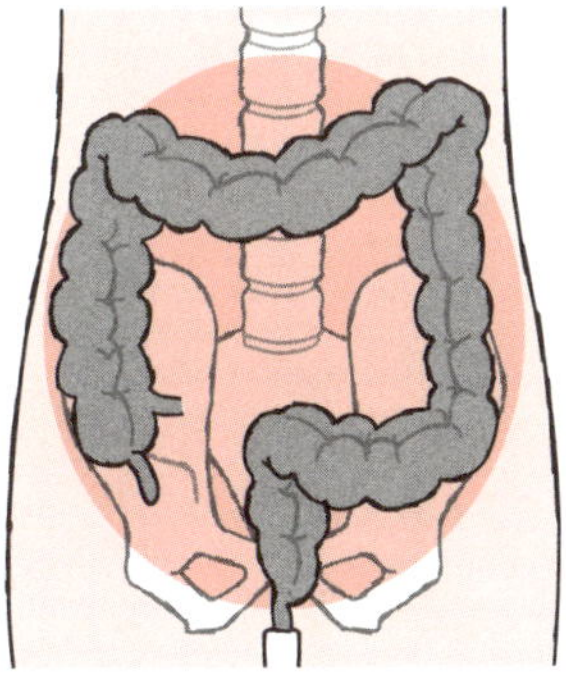

あお向けに寝た状態では、大腸が広がって、比較的正常な位置に戻ります。

● 立っていると……

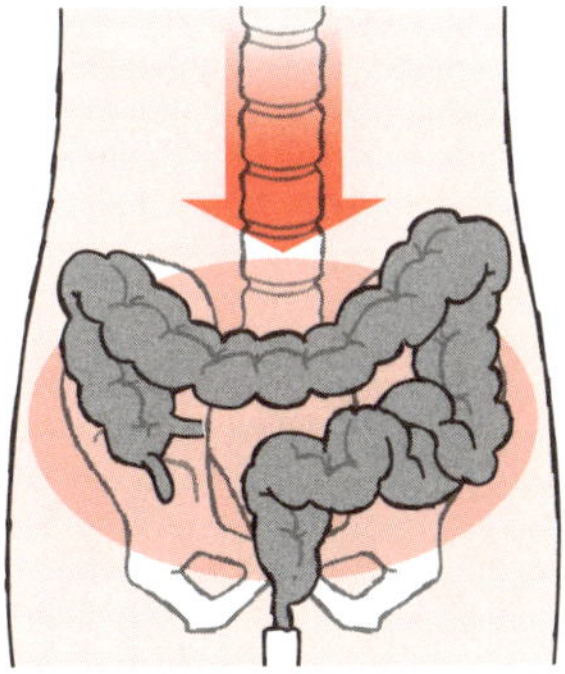

重力にしたがって大腸が下に落ちてしまい、骨盤内にはまり込みます。

落下腸の人は立っている間はずっと、重力で大腸が骨盤の中に落ち込んで、折れ曲がって入っているので、ねじれ腸よりも厄介です。多少の運動では便の通りがよくなるほど揺することは難しく、便秘改善効果をあらわしません。

改善のためには、骨盤の中が大きく揺れるフラダンスやベリーダンスのような運動が有効です。落下腸による便秘をダンスだけで克服される方もいらっしゃいますが、長続きさせるという意味では腹部をマッサージすることが有効です。

マッサージの方法については第6章で紹介します。

腸管形態異常かどうかは、通常の検査項目ではないため病院でも確認しづらいものです。しかし、ねじれ腸、落下腸ともに、大腸内視鏡検査を行うときになかなか内視鏡が腸の中に入っていかず、時間がかかってしまうという特徴があります。検査の結果では異常がないのに、大腸内視鏡検査にとても時間がかかった方、とても痛かった方は、これらの腸管形態異常があるかもしれません。

ねじれ腸のセルフチェック（133ページ）とともに次ページの落下腸セルフチェックもお試しください。

落下腸セルフチェック

- [x] ねじれ腸のセルフチェック項目に当てはまる方で、次のようなことに当てはまる患者さんは落下腸である可能性が高いと考えられます。
- [ ] ❶ 立ち上がるとへそから下が出っ張る
- [ ] ❷ 運動をしても便秘が改善しない

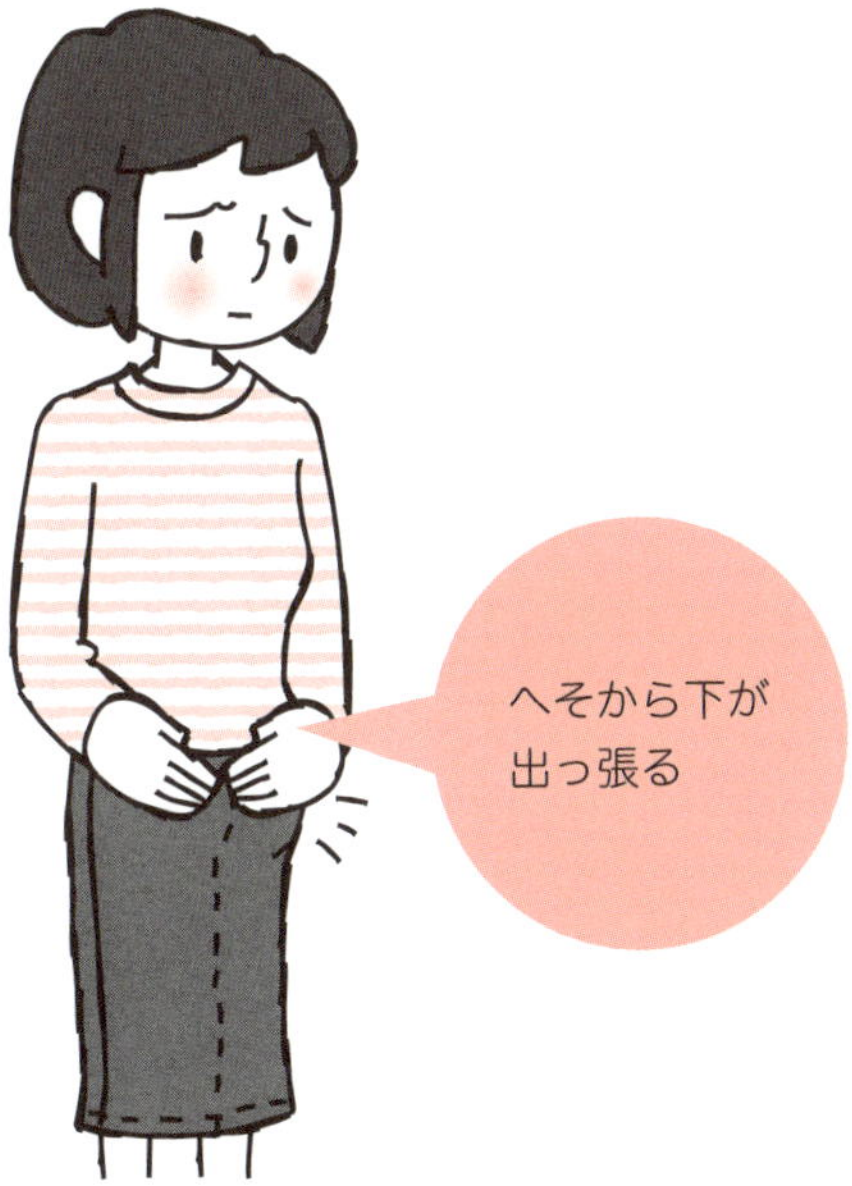

運動するとともに、マッサージ（第６章）も行いましょう

お尻の形と便秘の関係

直腸と肛門の角度?

前項の腸管形態異常同様に、日本人には便秘を招きやすいお尻の構造の人がいます。

もともと普通に立っているとき、肛門はお尻の奥に引っ込み、直腸の出口と肛門は鋭角に折れ曲がってロックがかかり、便がもれるのを防ぎます。ただし、この肛門と直腸の角度(直腸肛門角と言います)は人種によって、また個人でも異なり、日本人は欧米人よりも、肛門と直腸の角度がきつい人が多いようなのです。

直腸肛門角がきつい人では、洋式便座に腰かけただけでは、肛門と直腸の角度が緩まず肛門が十分に開きません。十分に開かない肛門から便を無理矢理出すとお尻は痛いですし、肛門の皮膚が切れたり、痔の原因になります。

大腸内視鏡検査を行うときに見る限りでは、ドイツ人のほとんどは肛門がお尻の表面近くにあり、痔の方もほとんどいませんでした。これは欧米で内視鏡検査を行ったほかの医師に共通する見解です。

とくに幼児の便秘はお尻の形に大きく関係しています。幼児でこの直腸肛門角が鋭角なケースでは、排便時に痛みがあり、それが嫌でトイレを我慢するようになり、直腸性便秘になってしまうケースがほとんどです（第119回日本小児科学会学術集会で発表）。

このタイプのお尻の方ではひざと胸が近づく形の前かがみで排便するのが適しています。

トイレットペーパーすらもいらない？

年々日本を訪れる外国人観光客が増え、彼らが日本のシャワー式トイレに興味を示すという話を耳にしますが、私は、もしかしたらシャワー式トイレの普及に日本人の身体的特徴が一役買っているのでは、と思います。

欧米人と比べて日本人の肛門はお尻の奥深くにあります。洋式トイレに腰掛けるだけでは肛門がお尻の表面に出てきません。この状態ではお尻の左右が近づいたままで排便することになりますから、便の切れもよくありません。きれいにするにも手間がかかります。そんなこともあって日本人は、お尻をシャワーで洗浄するニーズがとくに高いのだと思います。

私が以前ドイツを訪れた際、公衆トイレには備え付けのバケツがありました。お尻を拭いたトイレットペーパーを便器に流さずにそれに捨てるのだそうです。しかし、私が見た限りではバケツにはペーパーが入っていることはほとんどありませんでした。これを見て私は「やはり便の切れがとても良いのだな」と納得しました。

また、第二次世界大戦後のシベリア抑留記などには、「マイナス20度の極寒のなか日本人は排便にたいそう苦労していたが、看守であるロシア人はパンツを下ろして立ったまま排便してお尻も拭かないでパンツを上げる」といった記述がいくつもあります。時代や文化の違いもあると思いますが、日本人タイプの肛門の持ち主が同じことをしたら、大変なことになっていたでしょう。

直腸肛門角が鋭角だと排便しにくい

●東洋人

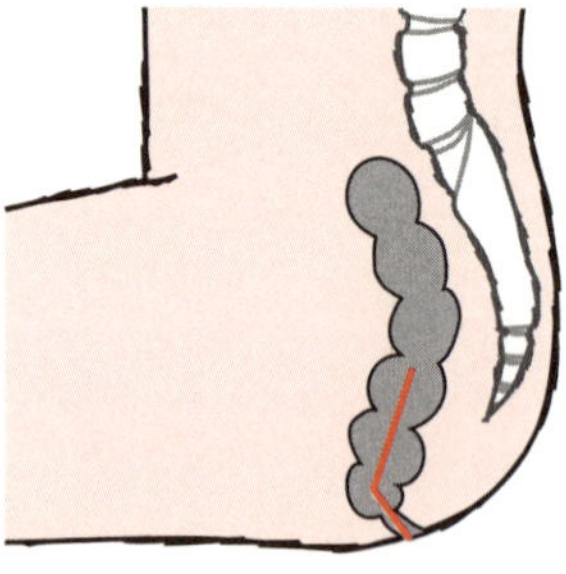

洋式トイレに腰かけたくらいでは十分に開かない

●西洋人

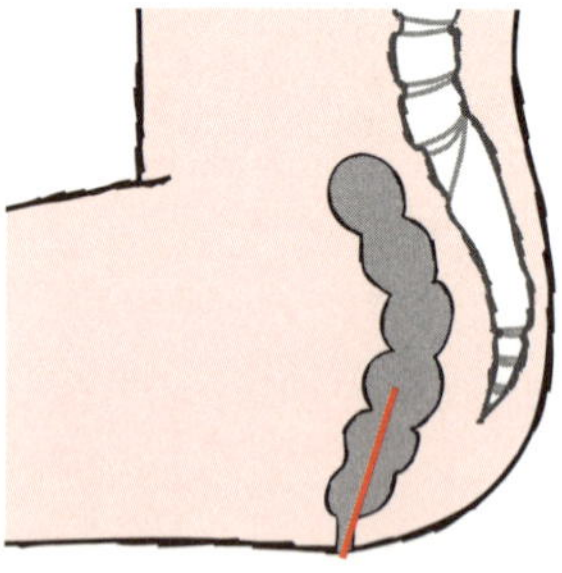

開きやすく便のきれもよい

ねじれ腸と便秘・ＩＢＳ

●「ねじれた腸管」とのよりよい付き合い方

本当にねじれ腸や落下腸かどうかは、医療機関で検査をしないとわかりませんし、現時点ではその概念が十分医療現場に知られているとはいえません。主治医の先生に「ねじれ腸が…」と話しても理解してもらえない可能性もあります。

しかし前にも述べたように便秘の原因はさまざまで、ほかの病気が便秘を引き起こしている可能性もあります。

ですからほかの病気（大腸のがんや炎症、糖尿病や甲状腺疾患、神経疾患など）が原因の便秘ではないことを確かめるためにも、医療機関にかかりましょう。

そしてもし検査結果になにも異常がないにも関わらず、腹痛を伴う便秘があり、ねじれ腸、落下腸の特徴に当てはまった場合は、体の状態に合わせて運動やマッサージを試してみてください。

台を置いて排便しやすく

洋式トイレに座っただけでは肛門がお尻の表面に出てこないといいましたが、深くしゃがみ込む和式トイレスタイルであればだいぶ表面に出てきます。そう考えると和式トイレは日本人に合ったスタイルといえますが、最近ではだいぶ少なくなってきました。

洋式トイレでうまく排便できないという人は、下の図のような足台を置くと、腿と上半身の角度が深くなり、しゃがみ込む姿勢に近づき、排便しやすくなります。台の高さはお風呂の椅子が目安です。

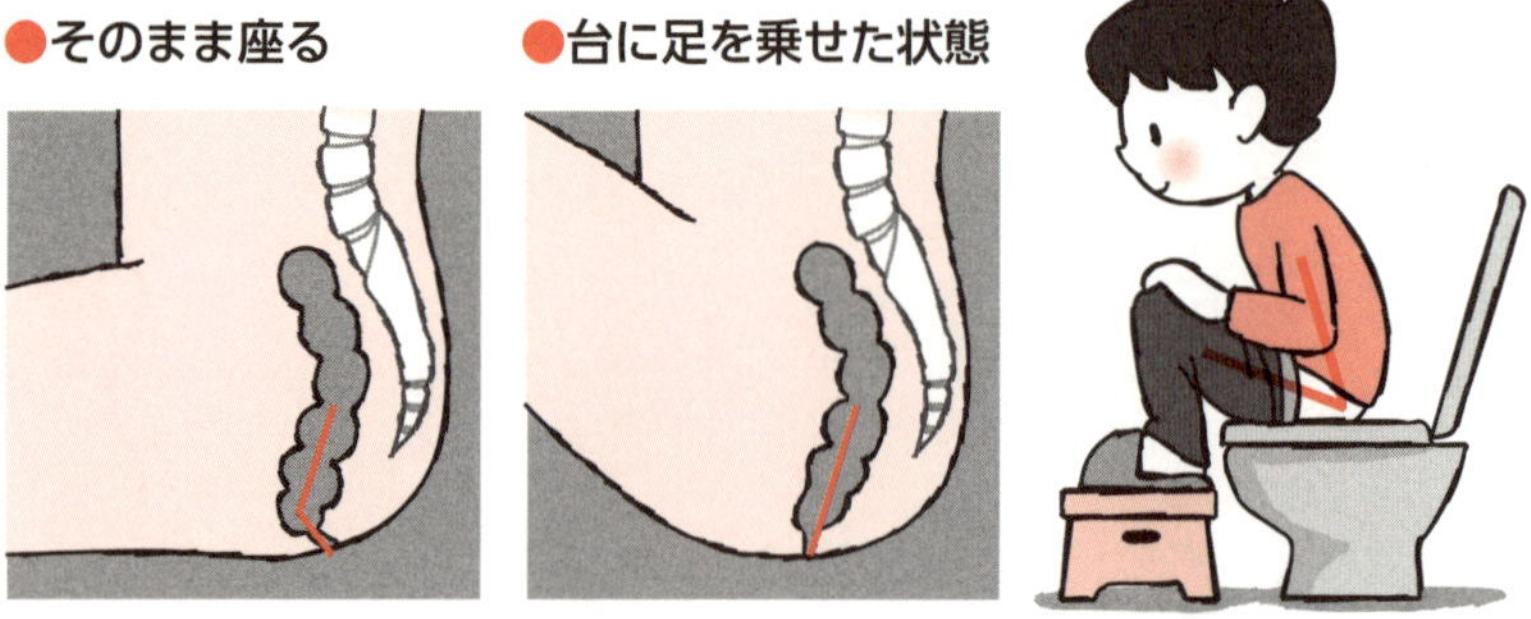

台を置いてひざを抱え込む姿勢になると、直腸と肛門の角度がまっすぐに

第6章

快適排便に
つながる生活

食生活(栄養・嗜好品)

基本的にはなにを食べてもよい

便は、食べたものを材料としています。便秘やＩＢＳなどの便のトラブル対処には食生活を見直すことも必要です。

ただしアレルギーやほかの病気の治療のための食事制限などを除けば、食べてはいけないものはありません。

辛いものやコーヒー、お酒などは便を緩くさせ腸を動かします、便秘解消のために適度に活用することは悪いことではありません。

ストレスが原因の便秘もあります。これを食べなければならない、これを食べてはならないというルールにとらわれるとかえってストレスになってしまいます。

言うまでもなく、暴飲暴食を避けたほうがよいのは誰でも同じですが、健康的な食生活の範囲であればよいのです。

バランスのよい食事が大事

特定の食材が便秘に効くと聞くとそればかり食べるなど、便秘解消のために結果的に食生活が偏ってしまっている人が少なくありません。

排便のリズムも含めて、健康的な体のサイクルを支えるのは、バランスのとれた食生活です。

炭水化物、たんぱく質、脂質、ビタミン、ミネラルの5大栄養素をバランスよく摂れる食事になっているかどうかを、まず見直してみましょう。バランスのとれた健康的な食生活は、腸にもよいのです。

たくさん食べると便もたくさん出ます。反対に食事量が少なければ便も少なくなります。気にしなさすぎもよくありませんが、気にしすぎて食事の楽しみを失わないように。快眠快便も重要ですが、快食も重要です。バランスよく適度に楽しんでください。

プロバイオティクス

有益な細菌（善玉菌）であるプロバイオティクスを摂取する場合は、細菌のえさとなるオリゴ糖や食物繊維と一緒に摂取するとより効果があるといわれています。

大腸に届きやすい菌と、胃酸や胆汁酸で死んでしまい届きにくい菌があります。酪酸菌は胃酸の影響を受けず大腸に届きやすいですし、製剤の工夫で大腸に届く乳酸菌やビフィズス菌もあります。ただし死んでしまった菌でも善玉菌の材料や栄養になります。

そして、たまに摂取するよりも毎日継続して摂取するほうが有効であるといわれています。また、摂取したからといって、必ずしも大腸に住み着くわけではありません。

プロバイオティクスは数日試してみて効果が実感できるようなら継続する、そういったスタンスが正しい付き合い方のように思います。

プロバイオティクスを含む食品の例

プロバイオティクスは…

腸内フローラ（細菌叢《そう》）のバランスを整え、健康に有利に働く生きた細菌や酵母

プロバイオティクスを含む食品は…

ビフィズス菌や乳酸菌、酪酸菌などの生きた菌を含んだ食品

ヨーグルト、植物性由来の乳酸菌（醸造乳酸菌）から作られ
たぬか漬け、味噌、キムチ、納豆、大豆加工品（みそなど）
製剤・健康食品（サプリメント）などもある

オリゴ糖を食事にプラス

便秘を解消するのに有用な食品としてオリゴ糖が挙げられます。オリゴ糖には便を緩めにする作用と腸の動きを活発化させる働きがあります。オリゴ糖は善玉菌のえさにもなります。

オリゴ糖は、薬局やドラッグストアなどで比較的安価で市販されており、手に入りやすいでしょう。一日大匙《さじ》1～2杯を目安に摂るようにします。

オリゴ糖自体は低カロリーなので、減量のために砂糖の代わりに使われることもありますが、糖類であることには変わりがありませんので、摂りすぎに注意してください。

食物繊維は適量が大切

便通をよくする、というと食物繊維を思い浮かべる人が多いでしょう。

食物繊維の1日の摂取量の目標は20gです。たしかに、食事からとる食物繊維が1日5gを下回ると、便秘のリスクが約2・5倍にはね上がるとされています。

ただ、慢性便秘症のような胃腸の不調で悩んでいる患者さんには、すでに食生活の改善について意識の高い人が多く、食物繊維の摂りすぎになっている人も多いのです。

そして、食物繊維の摂りすぎは、ガスが発生しやすくなったり、便のカサが増しお腹が張ったりなど、かえって便秘を悪化させることがあります。

便がコロコロで出しにくい人、お腹が張らなくて便の回数が少ないタイプの人には食物繊維の摂取が適しています。20gを目安に摂取しましょう。

食物繊維には大きく分けて2種類あります。

一つは、水に溶けない不溶性の食物繊維です。植物の細胞壁を作っている成分で、いわゆる「スジ」の部分に多く含まれます。

もう一つは、水溶性の食物繊維で、主に植物の細胞の中に含まれる成分です。

不溶性の食物繊維は、便のカサを増すほか、腸壁を刺激してぜん動運動を促すなどの働きがあります。一方、水溶性の食物繊維は、水に溶けるとドロドロになってゲル状になり、水分をキープする働きがあります。そのため、硬くなった便に水分を呼び込み、排出しやすくなる効果があります。

水溶性の食物繊維は便のカサをさほど増すことなく排便を促すので、便秘の患者さんにお勧めしたいところなのですが、残念ながら水溶性の食物繊維が多い食べ物は、不溶性の食物繊維も多く含んでいます。

食物繊維は、野菜だけでなく、海藻類、キノコ類のほか、果物などにも含まれます。また、きな粉は食物繊維が多くオリゴ糖も含みます。ヨーグルトにきな粉をトッピングした「きな粉ヨーグルト」などは食物繊維を増やす一つのレパートリーとしてよいもののようです。

食物繊維の摂りすぎになっていないかも含め、食事全体でバランスよくとり入れているか、一度見直してみましょう。

また、食事の好みなどで食物繊維をとりにくい人は難消化性デキストリンのサプリメントを利用してもよいでしょう。オリゴ糖同様に手軽に入手できます。

食物繊維を多く含む食品

穀類
大麦、そば、
胚芽精米、他

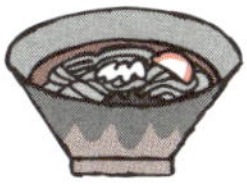

芋類
さつまいも、
じゃがいも、さといも、
こんにゃく、他

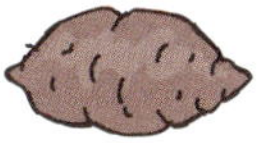

豆類
いんげん豆、あずき、
大豆、枝豆、他

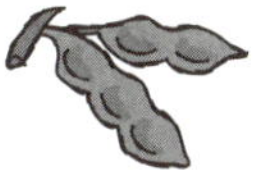

野菜
ごぼう、切り干しだいこん、ほうれんそう、
かぼちゃ、他

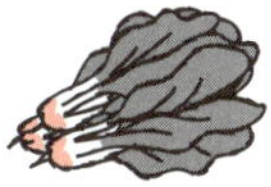

果物
ブルーベリー、みかん、
柿、りんご（皮つき）、他

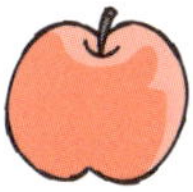

きのこ
きくらげ、干ししいたけ、
しめじ、えのきだけ、他

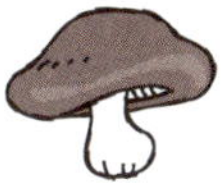

海藻類
ひじき、わかめ、寒天、
のり、こんぶ、他

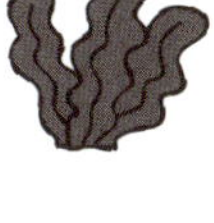

コラム 日本人の食物繊維摂取量が減ったわけ

なぜ日本人の食物繊維摂取量が減ってしまったのでしょう。

食物繊維というと根菜類というイメージがあるのか、根菜類の摂取が減ったから食物繊維の摂取量が減ったと思われている方も多いと思います。

ところが、実は根菜類からの食物繊維摂取量は減っていないようです。

1960年頃から1日あたり5g程度減ってしまった食物繊維、それは穀物由来だったのです。

以前は玄米に近い、精米度合いの低いコメを現在の倍食べていた、そして納豆のような皮のついた穀物を多く食べていた、それらを止めてしまったことが現在の摂取不足の原因だったのです。

日本人の食物繊維摂取量の推移

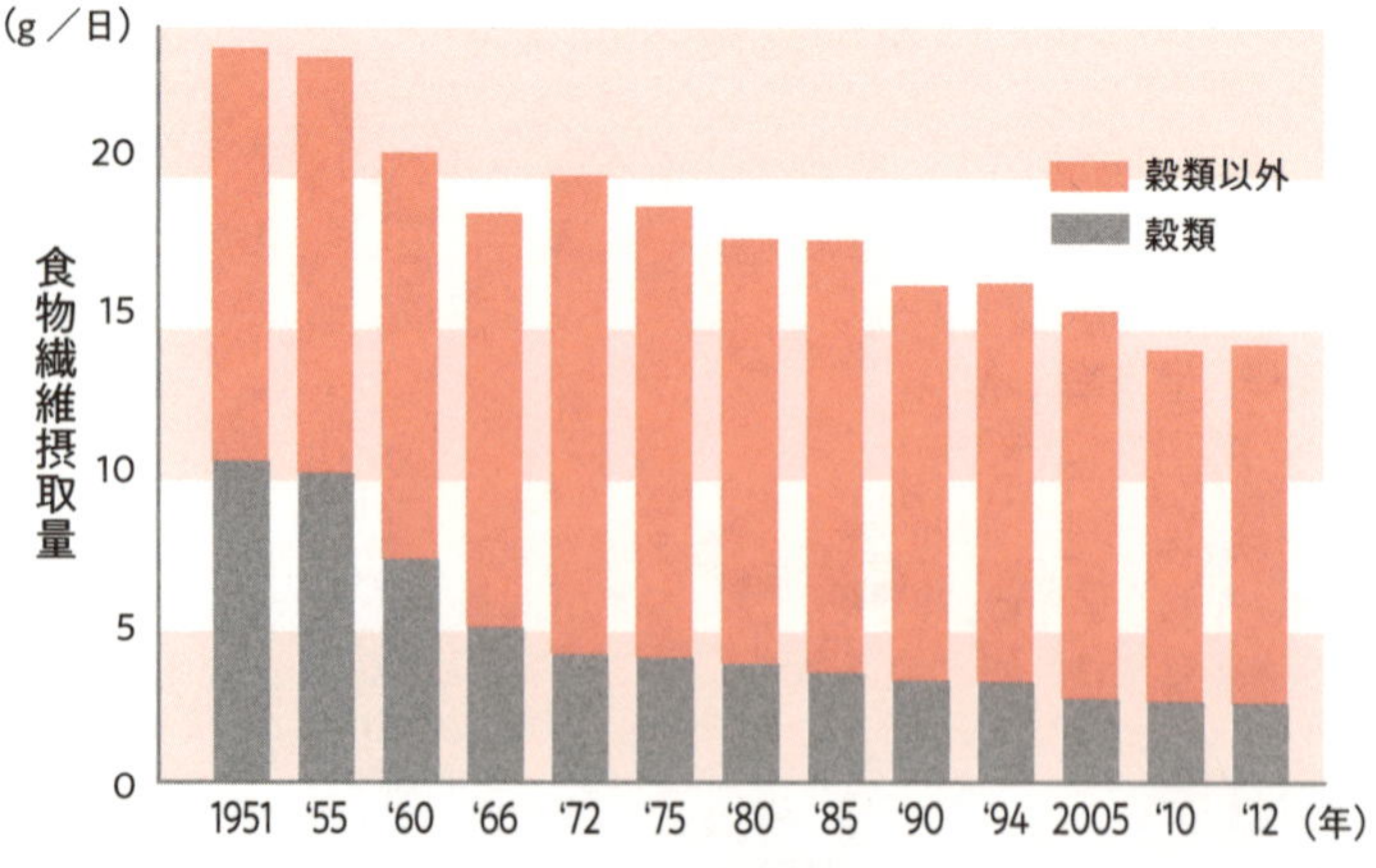

池上幸江：日本人の食物繊維摂取量の変遷
日本食物繊維研究会誌　1(2).6, 1997：厚生労働省：国民健康・栄養調査より

運動

スポーツで便秘解消

日頃から運動をする人に便秘が少ないことはすでに述べました。運動により大腸通過時間が短縮し、硬便や排便時のいきみ、残便感が改善すると言われています。

アスリートの患者さんが腸のポリープを治療して「1週間安静に」という指示を守ったところ、便秘になってお腹が痛くなり、びっくりして病院にかかりました。それまで便秘を経験したことがなかったそうです。そして安静期間が明けて運動量が戻ったところ便秘はすみやかに治りました。実はその人はひどいねじれ腸だったのです。

とくに便秘改善に効果のある運動は、お腹をひねるような動きのある運動です。種目でいうと、テニス、ゴルフやピラティスのような運動です。

落下腸の人にはフラダンスやベリーダンスも有効なようです。やはり体をひねる・揺らす運動です。

いきなりこうしたスポーツを始めるのはちょっとハードルが高いという方も多いでしょ

う。とくに長年便秘や下痢などの症状に悩んでいると、どうしても生活が不活発になりがちです。

ウォーキングは、手軽に行えるすぐれた有酸素運動で心肺機能の維持にはよいですし、患者さんの多くはすでに行っていますが、体をひねる動きがないため便秘に関しては残念ながら効き目は薄いのです。

そこで、私が患者さんにおすすめしているのが「ラジオ体操第一」です。ラジオ体操第一はお腹をひねる運動はもちろん、全身をバランスよく動かすことができ、数分の短い間でも、きっちり行うとそれなりの運動量になります。

しかも、室内でも行えます。雨の日はもちろん、夏、暑くて外に出たくないという日でもできます。時間を決めてやるもよし、録画・録音しておいて、時間のあるときにやるもよし。自分の生活スタイルに合わせて無理なく続けられます。

今まで運動習慣のなかった人が、いきなりハードな運動をしようとしても長続きしにくいうえに、けがの危険があります。まずはラジオ体操第一から取り組み、体を動かす楽しさ、気持ちよさが感じられるようになり、日常生活全体で運動量を上げていきましょう。

運動はストレス解消の効果も期待できますから、ぜひ気長に取り組んでいただきたいと思います。

運動で便秘解消

ラジオ体操第一

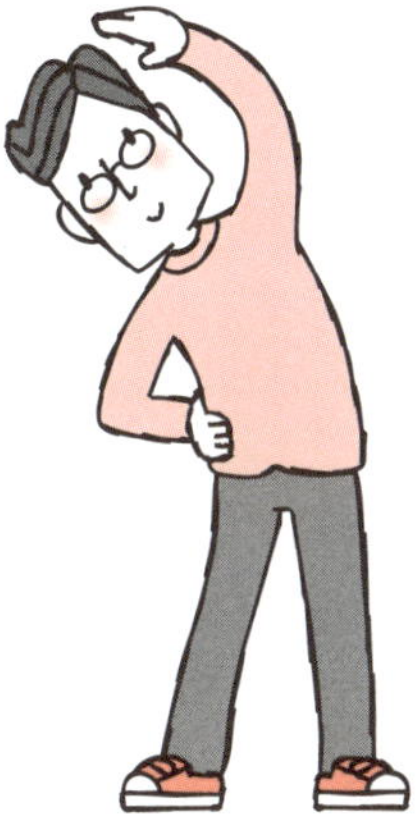

お腹をひねるような運動

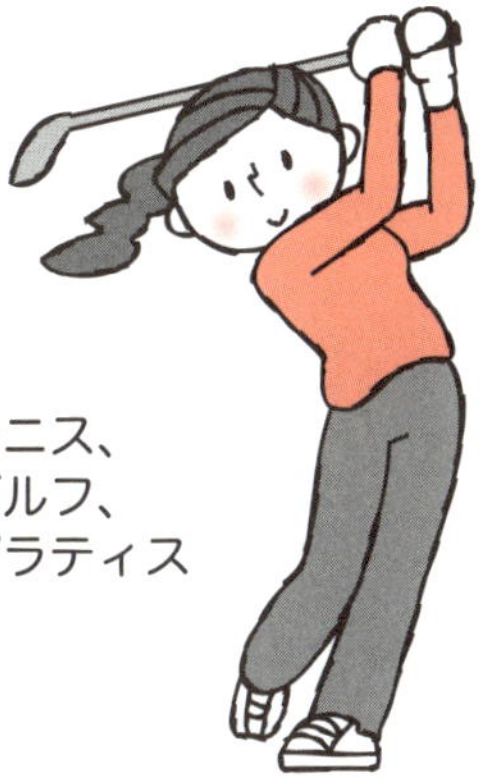

テニス、
ゴルフ、
ピラティス

ひねる・揺らす運動

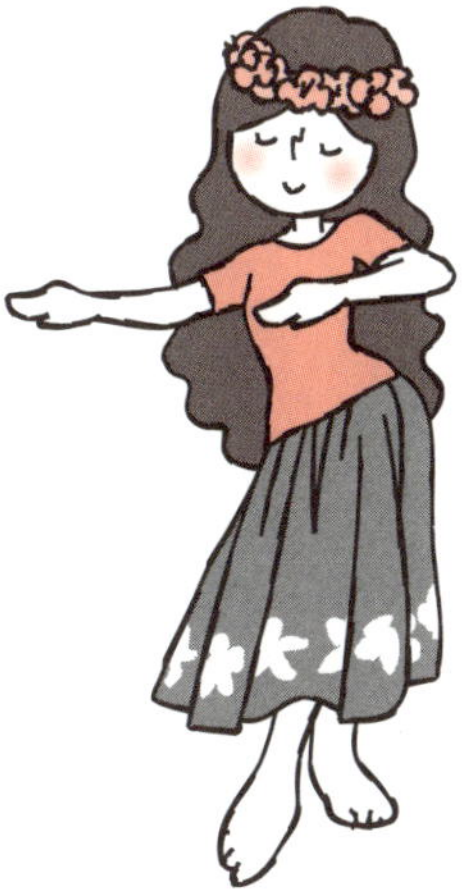

フラダンス、
ベリーダンス

マッサージ

マッサージで腸の働きを助ける

大腸のねじれや落下腸で便秘になりやすい腸管形態型ＩＢＳの場合は、お腹のマッサージを習慣づけるとよいでしょう。

ここでご紹介するマッサージは、もともとは私の大腸内視鏡検査法の開発過程で考案したものです。内視鏡の通りにくい患者さんにお腹を押してもらうと内視鏡が通りやすくなることから、便秘も同様にお腹を押すことで解消するのではないかと試してみると、実際その通りだったのです。

大腸のねじれがとくに問題になるのは、便の水分が吸収されて硬くなってくる大腸の後半部分です。そこで、ねじれが起こりやすい箇所や、便が引っかかりやすい部位をねらって、大腸を揺らすマッサージを行います。

また落下腸の人は、腸全体を上に持ち上げるマッサージが効果的です。

お腹のなかにある腸の形を意識すると効果的です。

マッサージを行う際の注意

大腸のマッサージはどれも簡単なものばかりですが、内臓に働きかけるものなので注意が必要な場合があります。

腰が悪い人、お腹に腫瘍や動脈瘤などの病気がある人、あるいは妊娠中の女性では悪影響を及ぼす恐れがあります。このような人は、必ず主治医に相談してください。

また、食後すぐやアルコールを飲んだあとは避けましょう。マッサージは基本的には一日のうち、いつ行ってもかまいませんが、横になって行うマッサージが多いので、夜寝る前や、朝起きる前だと無理なく取り組めると思います。とくに排便は朝が多いので、朝起きる前にマッサージを行うと効果的です。

夜は、立って行うマッサージを最初にしてから横になって行うマッサージを、朝は逆で、寝たままできるマッサージを先に済ませてから、立って行うマッサージをする、というように、自分の行いやすいように順番を工夫して、無理なく続けてください。

マッサージするポイント

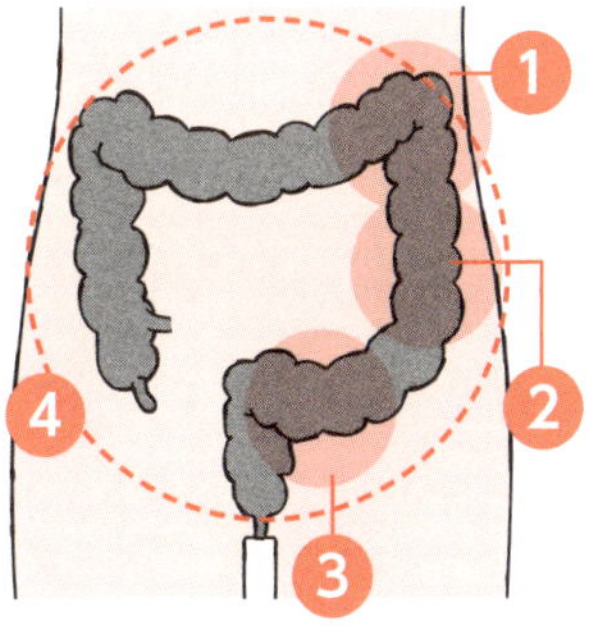

お腹のなかにある腸の形を意識する

マッサージ 1
上体ひねり

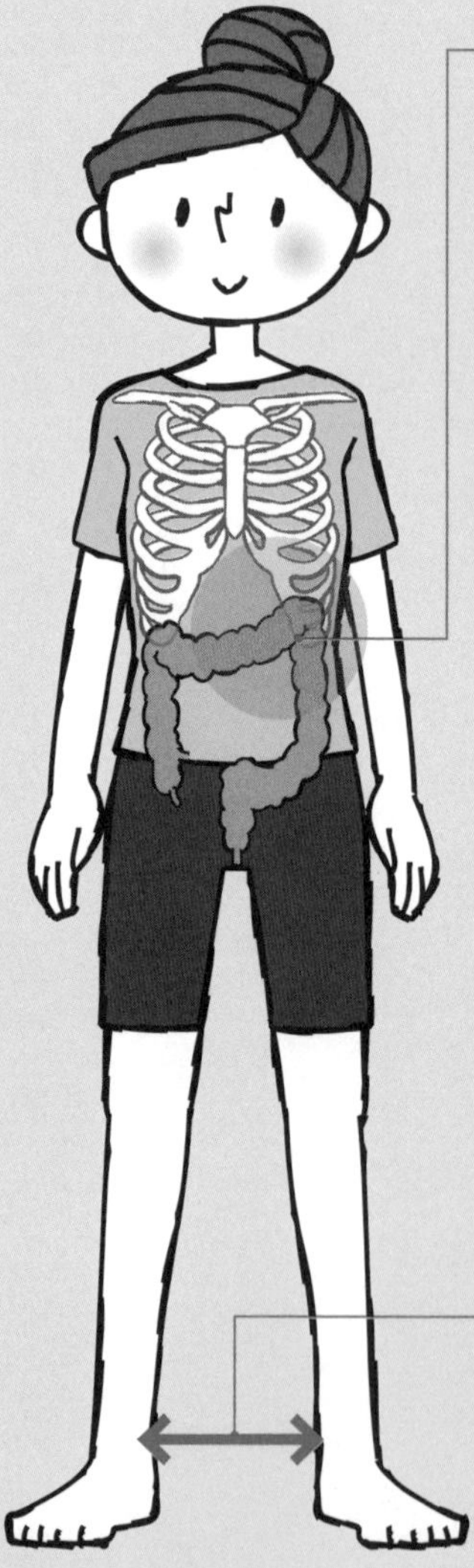

1 どこをひねるかイメージする

横行結腸と下行結腸の角は肋骨《ろっこつ》の下に隠れています。この部分を大きく動かし、中の腸を揺らすようイメージします。

上体につられて骨盤が回ってしまうと効果が薄れるので、下半身は動かさないようにしましょう。

2 しっかり立つ

足を肩幅よりやや大きく広げ、しっかり立ちます。背筋はまっすぐに姿勢よく行いましょう。

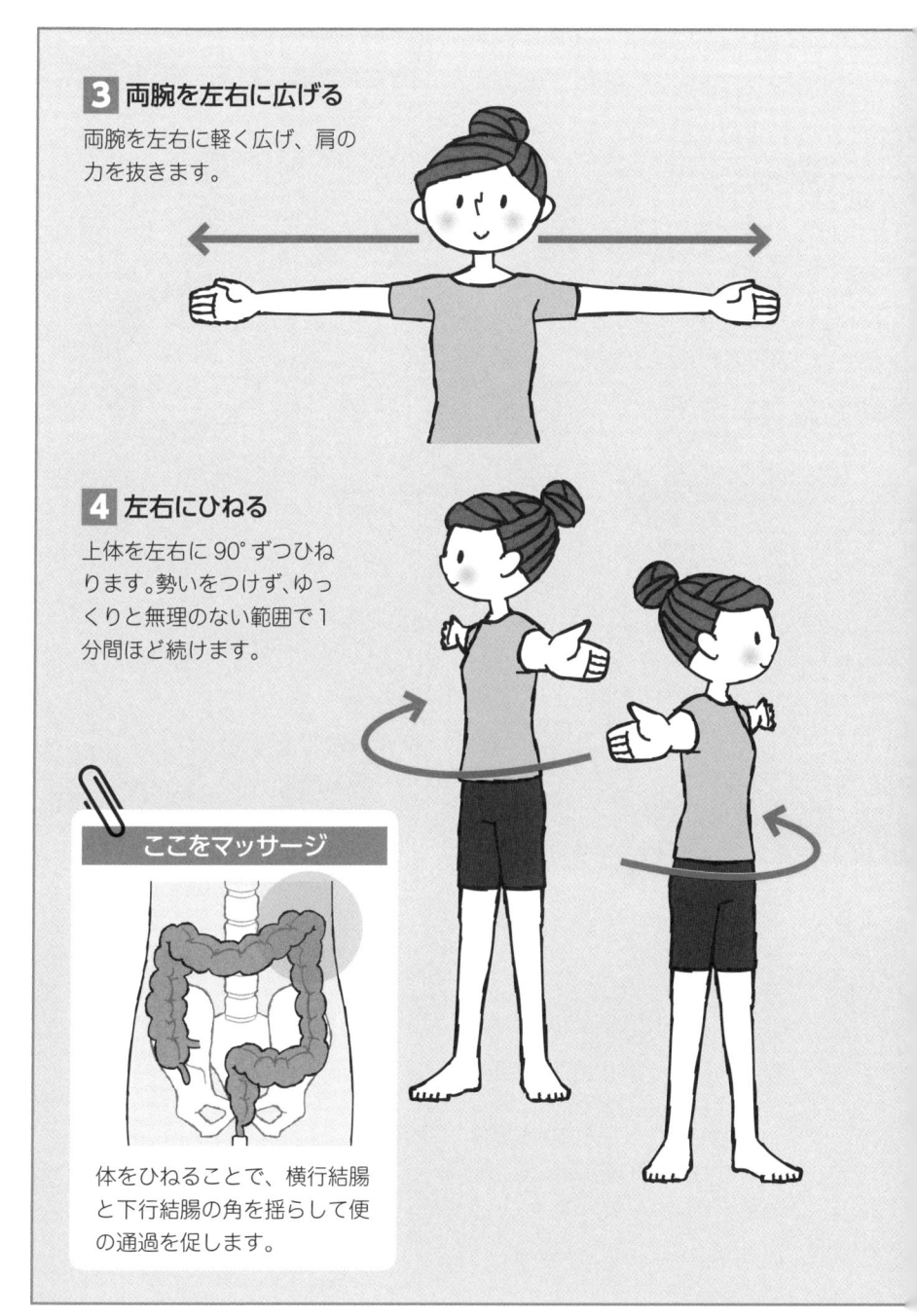

3 両腕を左右に広げる

両腕を左右に軽く広げ、肩の力を抜きます。

4 左右にひねる

上体を左右に 90°ずつひねります。勢いをつけず、ゆっくりと無理のない範囲で1分間ほど続けます。

ここをマッサージ

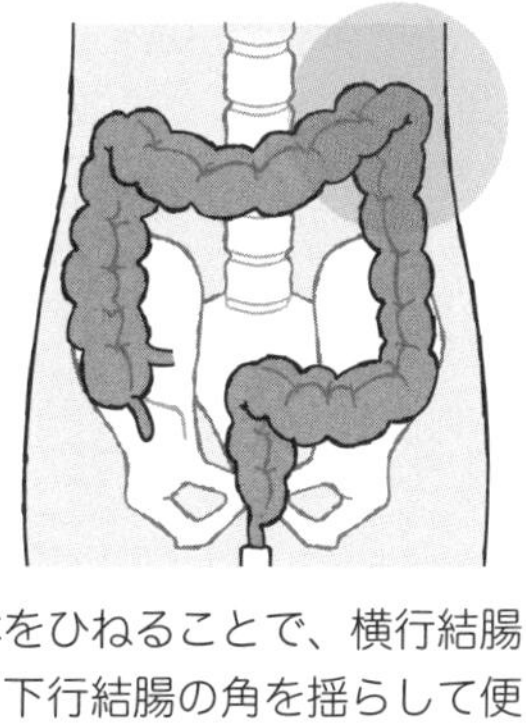

体をひねることで、横行結腸と下行結腸の角を揺らして便の通過を促します。

マッサージ 2

左腹トントンマッサージ

1 あお向けになる

腰の下に厚さ 5 cm ほどのクッションなどを敷いて、あお向けになります。ひざは軽く曲げます。

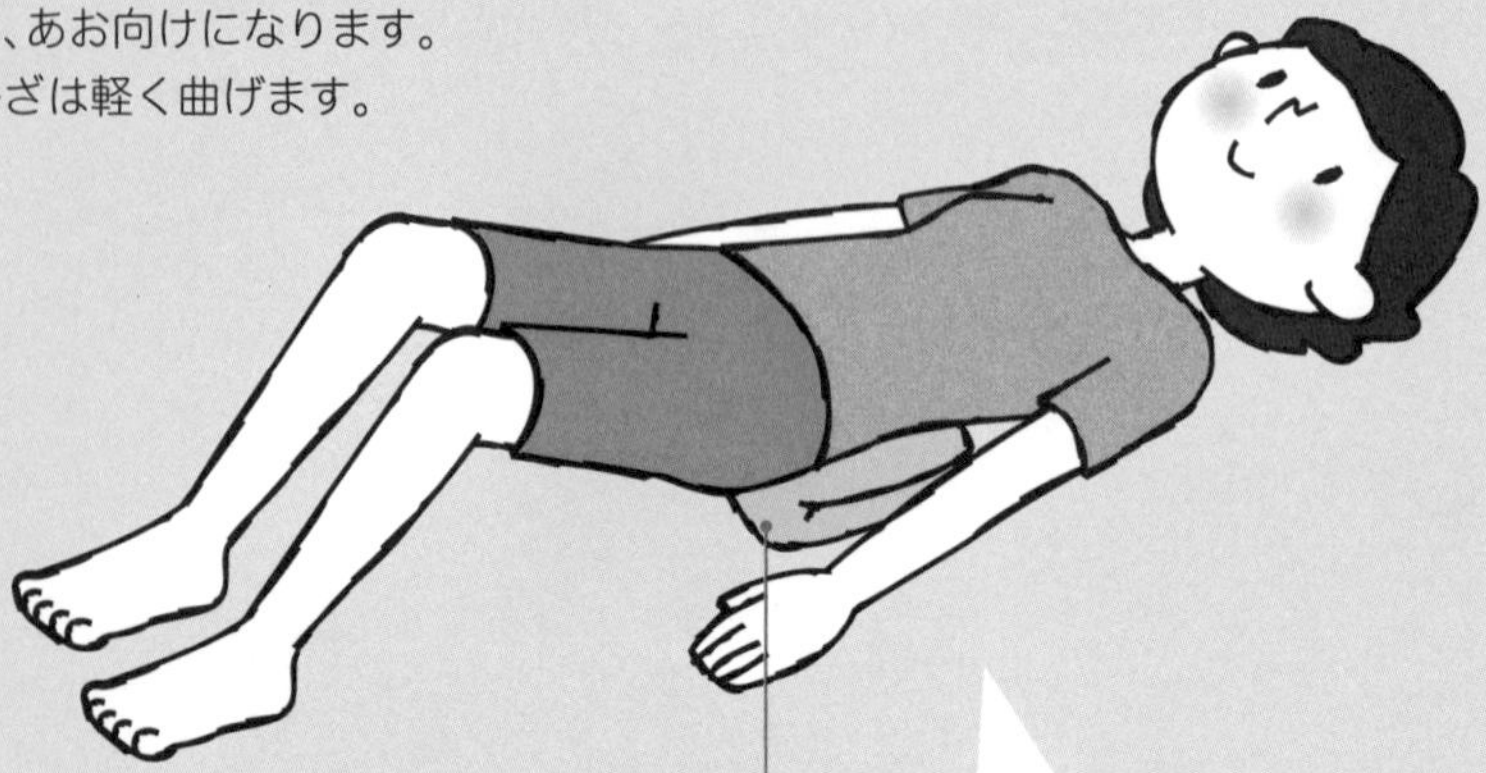

クッションを入れると腸が上のほうに上がってきて、マッサージの効果がアップします。

お腹の力を抜いてリラックス

お腹に力が入っていると指を押し返して、マッサージの刺激が十分に届きません。ひざを立てて、力を抜いてリラックスしましょう。

注意！

脈動するものに触れたら力を抜いて

お腹には太い血管が走っています。マッサージの途中で少し硬くてドクドクと脈を打っているものに触れたら、それは大動脈です。そこは押さないようにしましょう。

ここをマッサージ

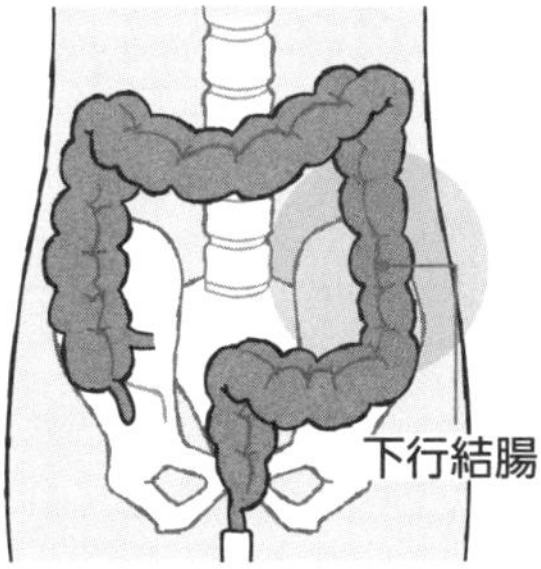

腹部の左側にある下行結腸を揺らします。どこにねじれがあるかわからないので、全体を丹念に揺らします。

2 下から上へトントンする

両手の指をピンと伸ばし、右の指先をおへその左下、左の指先をわき腹に当てます。下行結腸を左右から揺らすイメージで、左右交互に軽くお腹を押しながら少しずつ上にいきます。

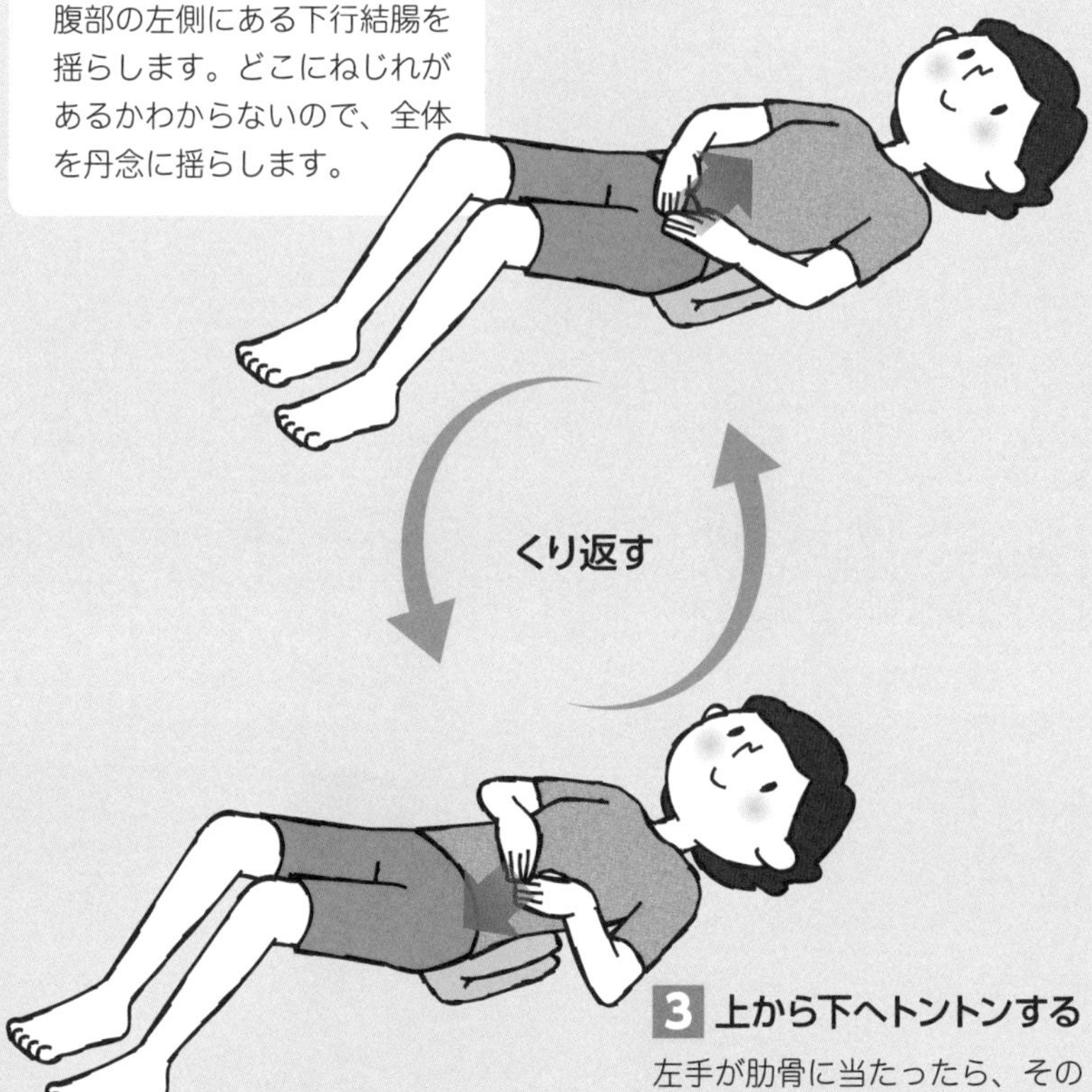

3 上から下へトントンする

左手が肋骨に当たったら、そのまま下に同じようにマッサージします。

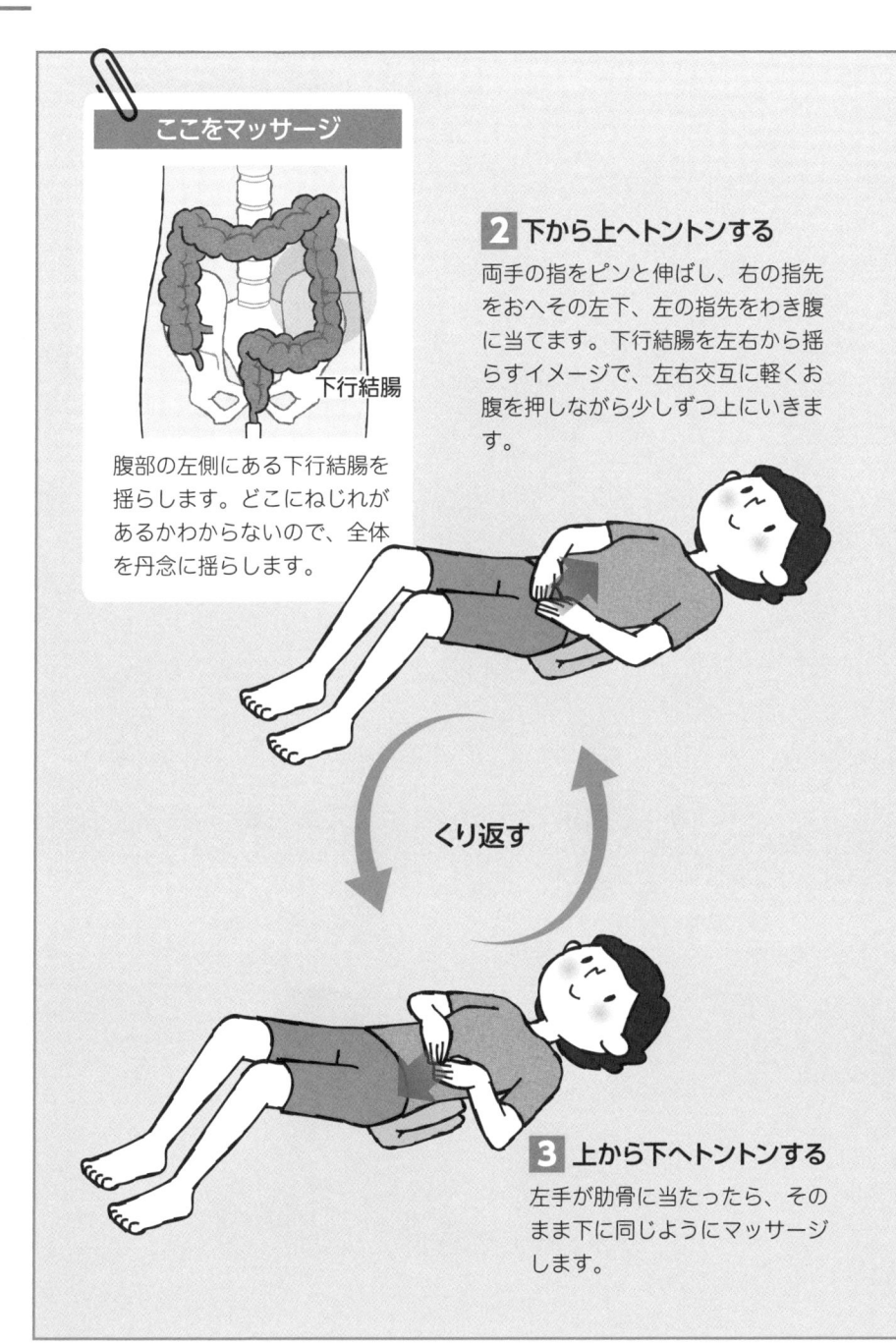

マッサージ 3

下腹部トントンマッサージ

1 あお向けになる

マッサージ❷と同じ要領で、あお向けになります。

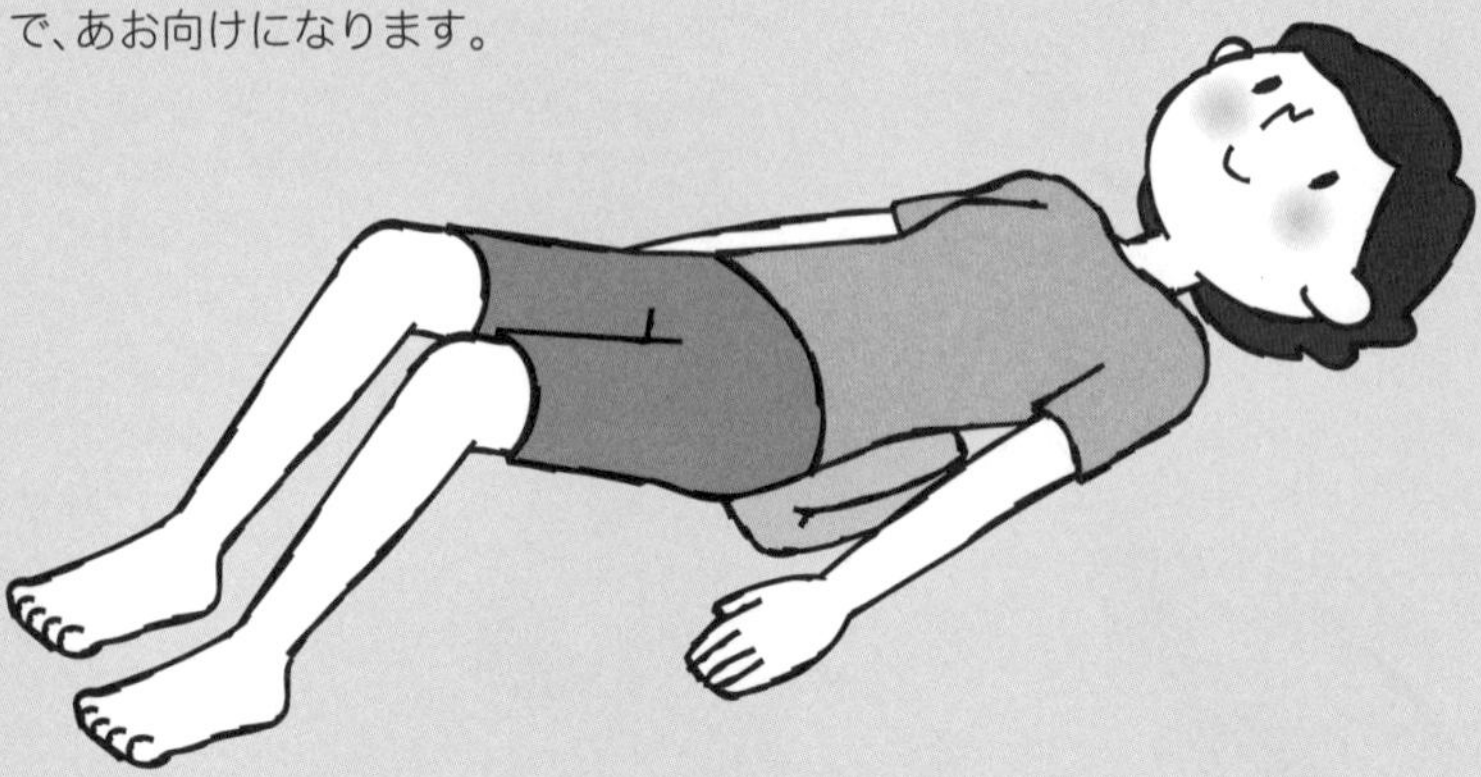

● お風呂で行うのもオススメ ●

マッサージ❷、❸、❹は、入浴中に行うのもよいでしょう。お風呂の中では浮力がかかって腸が重力の影響を受けませんし、体がリラックスして腹筋もゆるんでいるので、効果が出やすくなります。

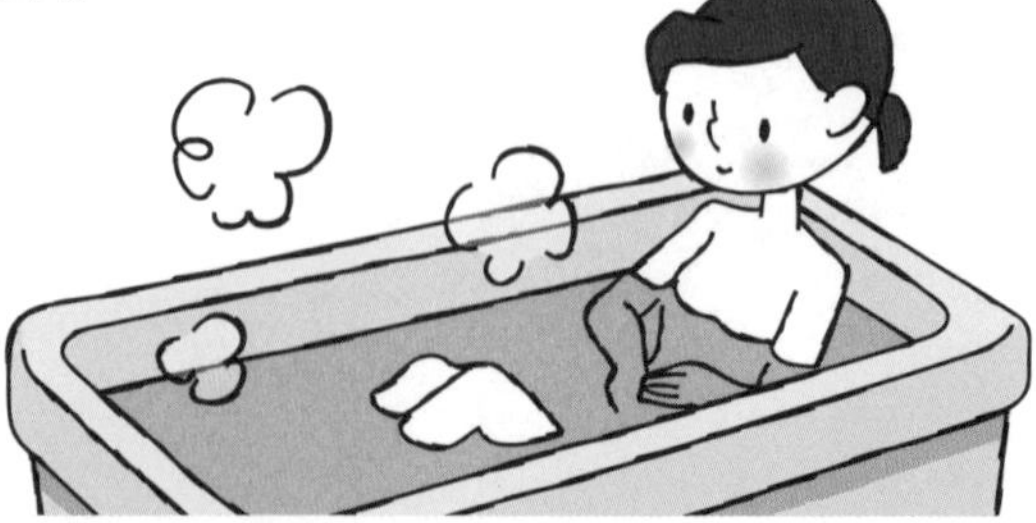

ここをマッサージ

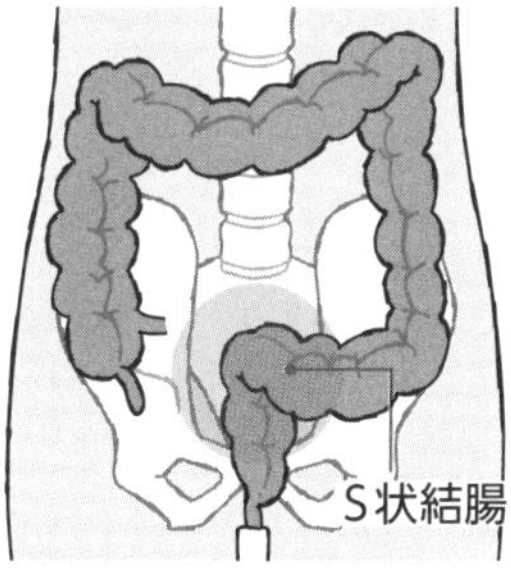

便が直腸に入る前の最後の難関です。おへそ付近から恥骨のきわまで、S状結腸全体をていねいに揺らしましょう。

2 下から上へトントンする

両手の指をピンと伸ばし、右の指先をおへその右、左の指先をおへその左に当てます。手が恥骨に触れる位置から、左右交互に軽く押しながら上へ向かってマッサージします。

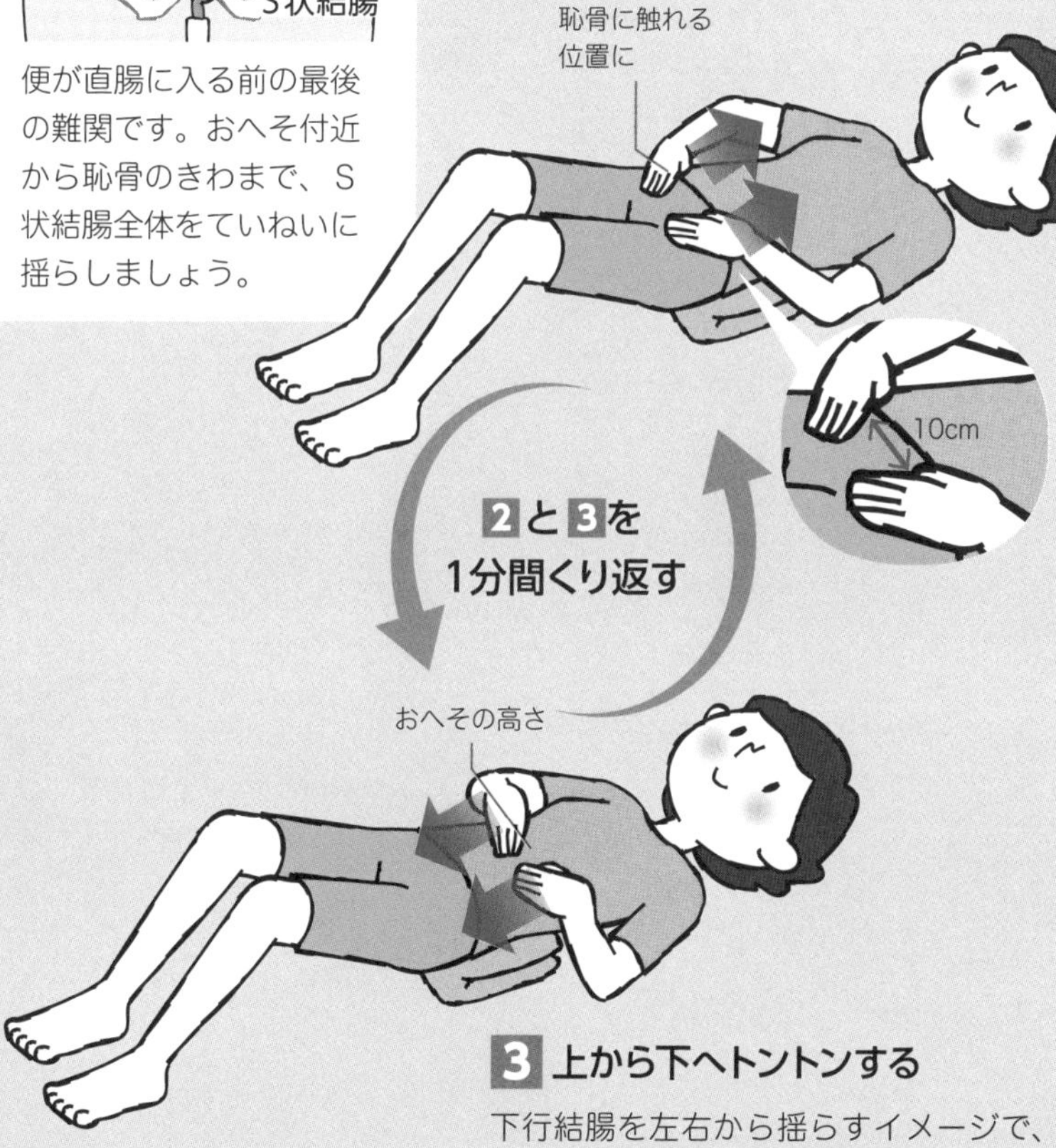

3 上から下へトントンする

下行結腸を左右から揺らすイメージで、左右交互に軽くお腹を押しながら少しずつ下にいきます。

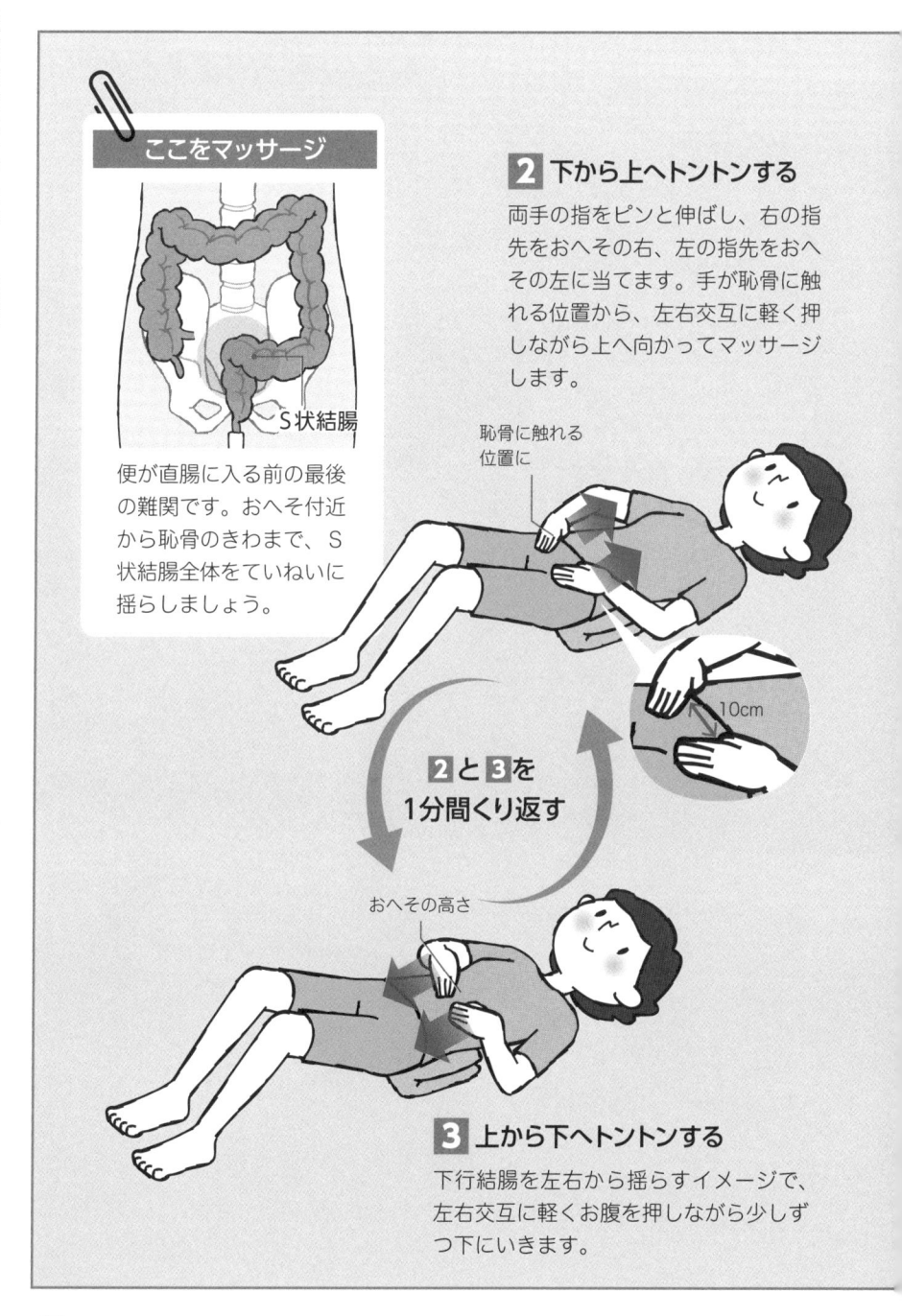

マッサージ 4

大腸押し上げマッサージ

1 あお向けになる

マッサージ❷と同じ要領で、あお向けになります。

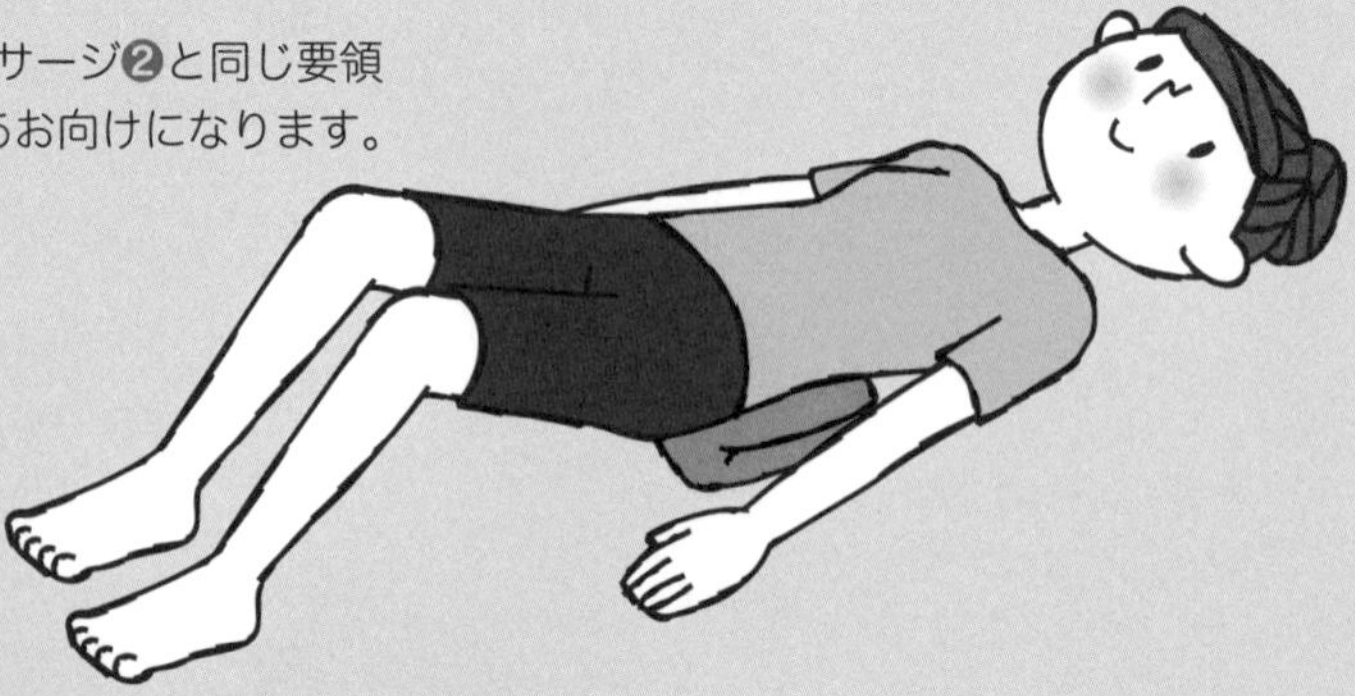

2 脚のつけ根に両手を当て、軽く押す

恥骨のすぐ上、左右の足のつけ根に両手を当てます。お腹が少しへこむくらいの力で、指先を立てて両手を揃え、お腹を持ち上げるように揺らしておへその下まで移動します。大腸をユサユサ揺らしながら押し上げるイメージで。

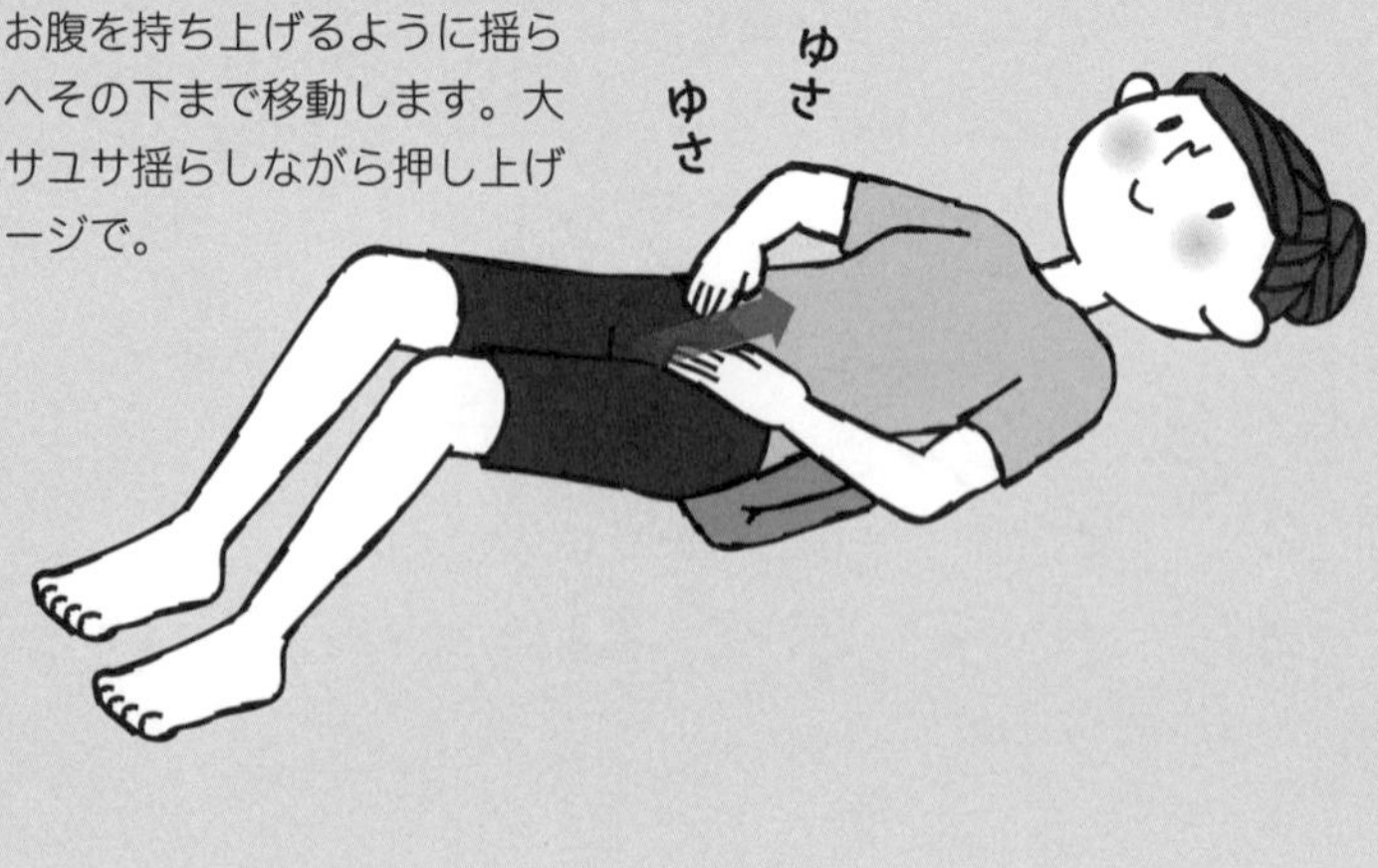

3 右側を押し上げる

両手を右足のつけ根に当てて、2と同じイメージでお腹を揺らしながら上へ移動します。

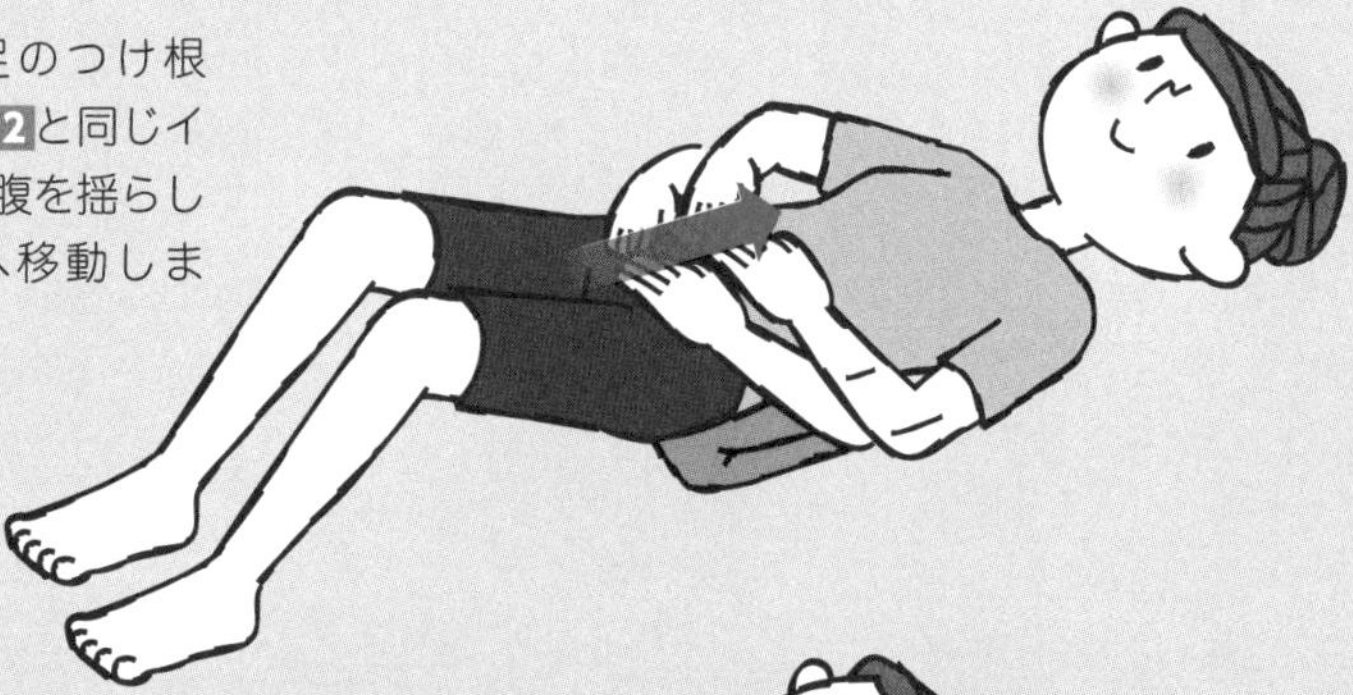

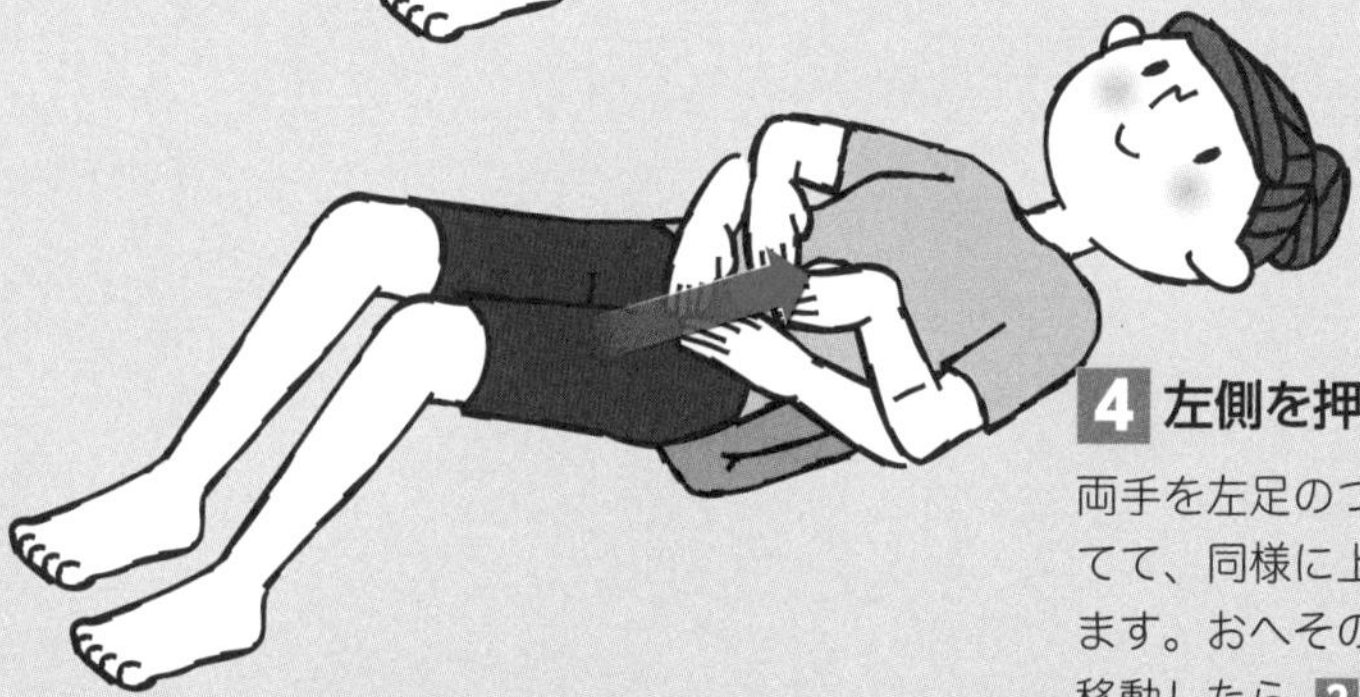

4 左側を押し上げる

両手を左足のつけ根に当てて、同様に上へ移動します。おへそのわきまで移動したら、2に戻って、1分間くり返します。

ここをマッサージ

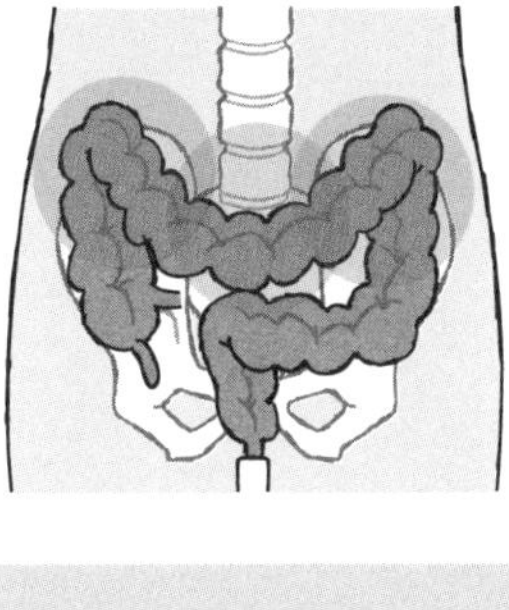

大腸全体を持ち上げて揺らす

とくに落下腸の場合は、大腸全体が骨盤内に落ち込んでいます。

骨盤内に落ち込んだ大腸を持ち上げて揺らすイメージで。恥骨のきわから持ち上げるように揺らしましょう。

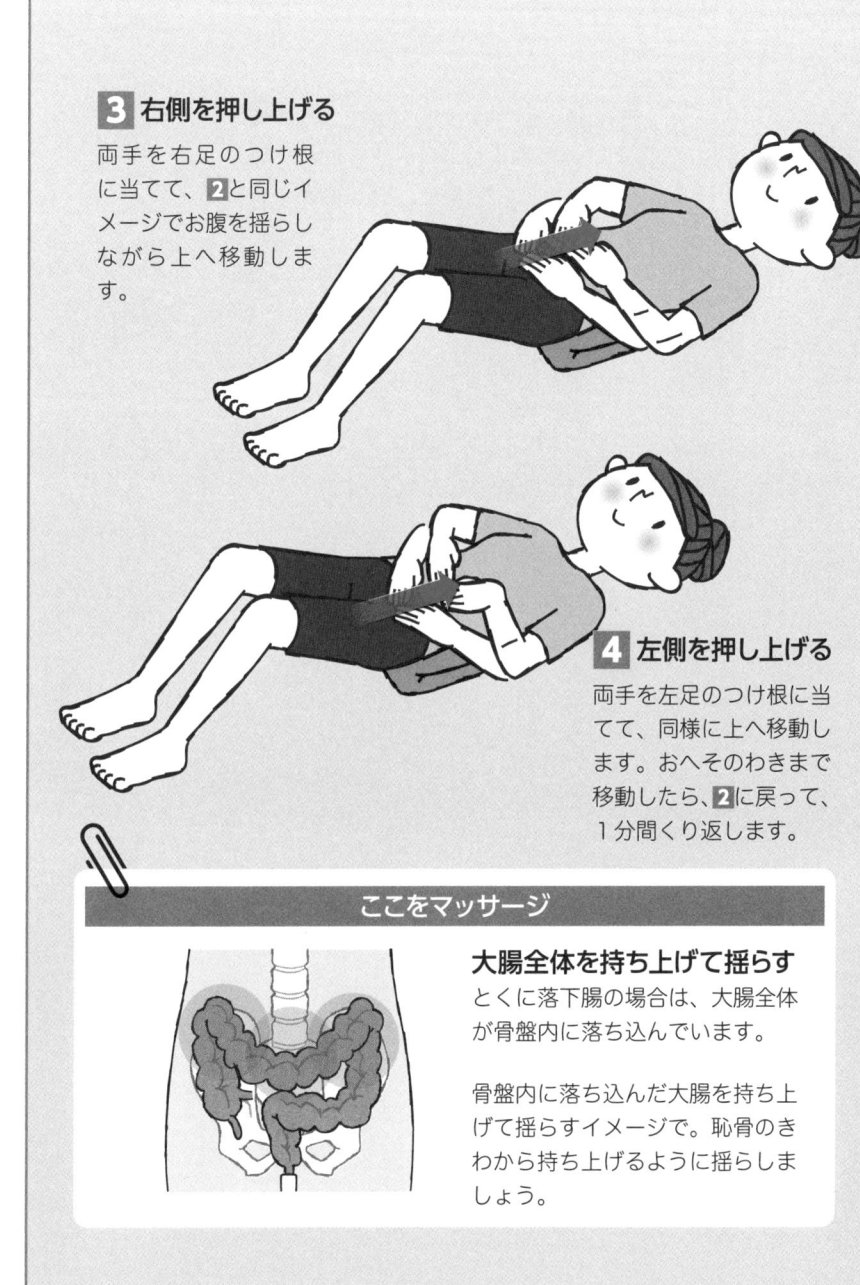

ストレス対処

●ストレスの影響

日常生活で私たちはいろいろなストレスにさらされています。ストレスを避けて生きることは難しいのが現実です。ストレスが不調の原因といわれても、多くの人はどうしたらよいかさらに悩んでしまうでしょう。

ストレスが多少あっても、リラックスする時間が取れていて、緊張状態とのバランスが取れていればよいのですが、ストレスを感じる時間が長くなると、心だけではなく体にも影響が及びます。

私たちはストレスを感じると、ストレスに対抗するために体が反応し、心拍数や血圧が高くなります。これはストレスを感じたときの意識や感情といった反応とは別に、自律神経によって自然に起こる反応で、コントロールできません。長い時間ストレスにさらされていると、体にさまざまな影響が及ぼされるのは、この自律神経系の反応が起こるためです。

自律神経は腸の運動にも深く関わっているため、自律神経の不調があると便秘を招きやすくなります。

季節の変わり目や天候不順の時期、多忙であったり、ストレスを感じているときには、自律神経が影響を受けます。また、出張や夜勤など生活リズムが乱れている状況や、病気や薬の作用で自律神経に影響が出ている場合も、便秘になりやすくなります。

●自律訓練法

ストレス対処法の一つとして私は、体をストレスによる緊張状態から解放することで、心もリラックスした状態に導く「自律訓練法」をおすすめしています。1日に1回でもゆっくりとした時間をつくり、体と心をリラックスさせましょう。

自律訓練法は、一種の自己暗示によるリラクセーションです。ポイントは、「手足が重たい」「手足が温かい」といったときに、手を重くしようとしたり、温めようとしないこと。あくまでも、重く「感じる」温かく「感じる」ようになるのを待ちます。自分が体に働きかけるのではなく、受け身になるわけです。

最初はなかなかうまくいかないかもしれませんが、くり返していくと、心拍数、血圧が下がり、呼吸がおだやかになったり、皮膚温度が上昇したりと、体の緊張が緩んだ状態を実感できるようになります。

なお、ここで紹介したのは自律訓練法の一部です。正式には、「手足が重たい」「手足が温かい」「心臓が静かに動いている」「呼吸が楽になっている」「お腹が温かい」「額が涼しい」という6つのステップ（自律訓練法では公式といいます）があり、すべて行うとより深くリラックスできますが、一部だけでも十分な効果が得られるはずです。

自律訓練法は1日に2〜3回行うのが理想的です。ただし、あまりこだわりすぎず、1日1回でも、できるときに無理なく取り組みましょう。

自律訓練法の準備

できるだけ、静かで気持ちを落ちつかせられる場所で行います。体を締めつけるもの・気が散る原因となるものを取り除き、体も心もリラックスできる状態にしておきましょう。

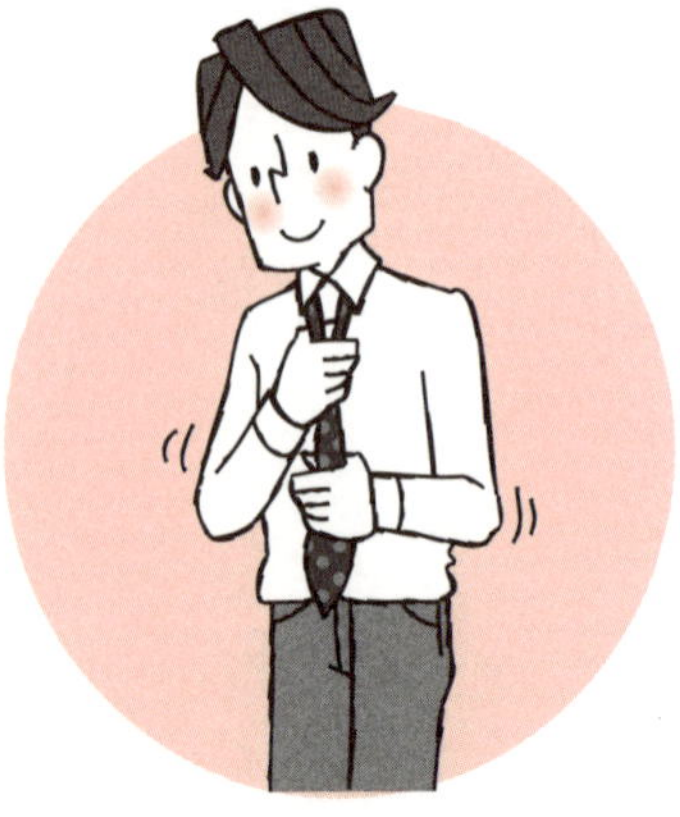

ゆっくり呼吸しながら気持ちを落ちつかせる

座るとき

いすに深く腰掛け、背中は軽く背もたれにあずけます。いすにもたれすぎたり、逆に腰をそらしたりしないように注意しましょう。

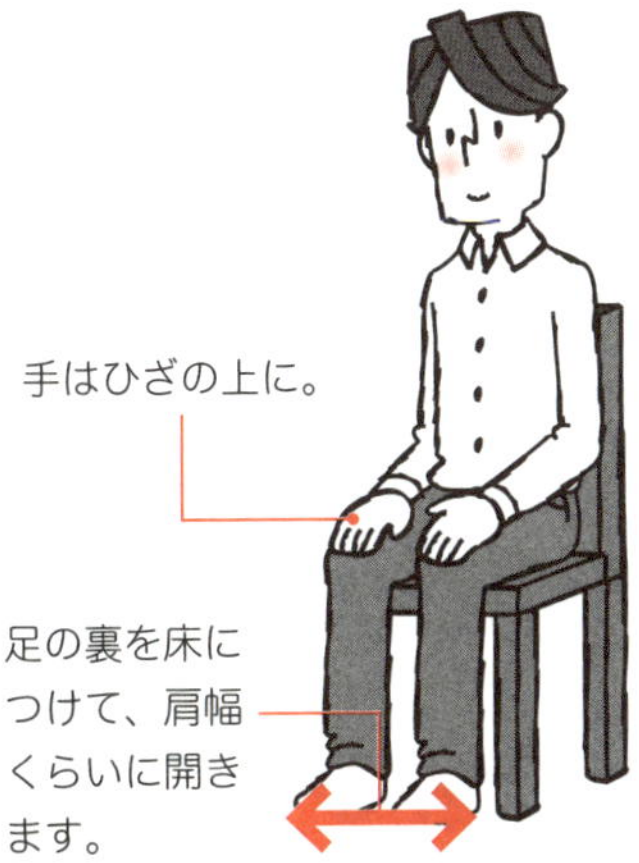
手はひざの上に。
足の裏を床につけて、肩幅くらいに開きます。

横になるとき

あお向けになって腰から力を抜き、背中ができるだけ床につくようにします。

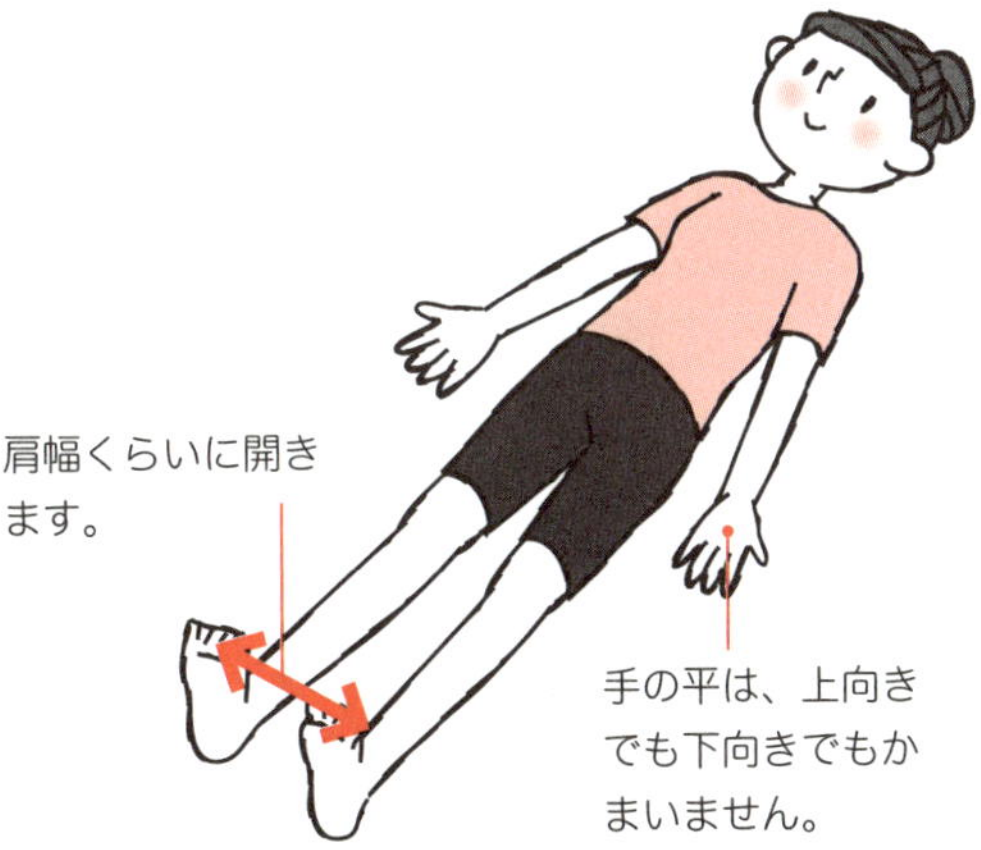
肩幅くらいに開きます。
手の平は、上向きでも下向きでもかまいません。

目を閉じて、ゆっくりと深い呼吸をくり返します。気持ちが落ちついてきたら、心の中で「気持ちが落ちついている」と数回唱えます。

手足の重さを感じる

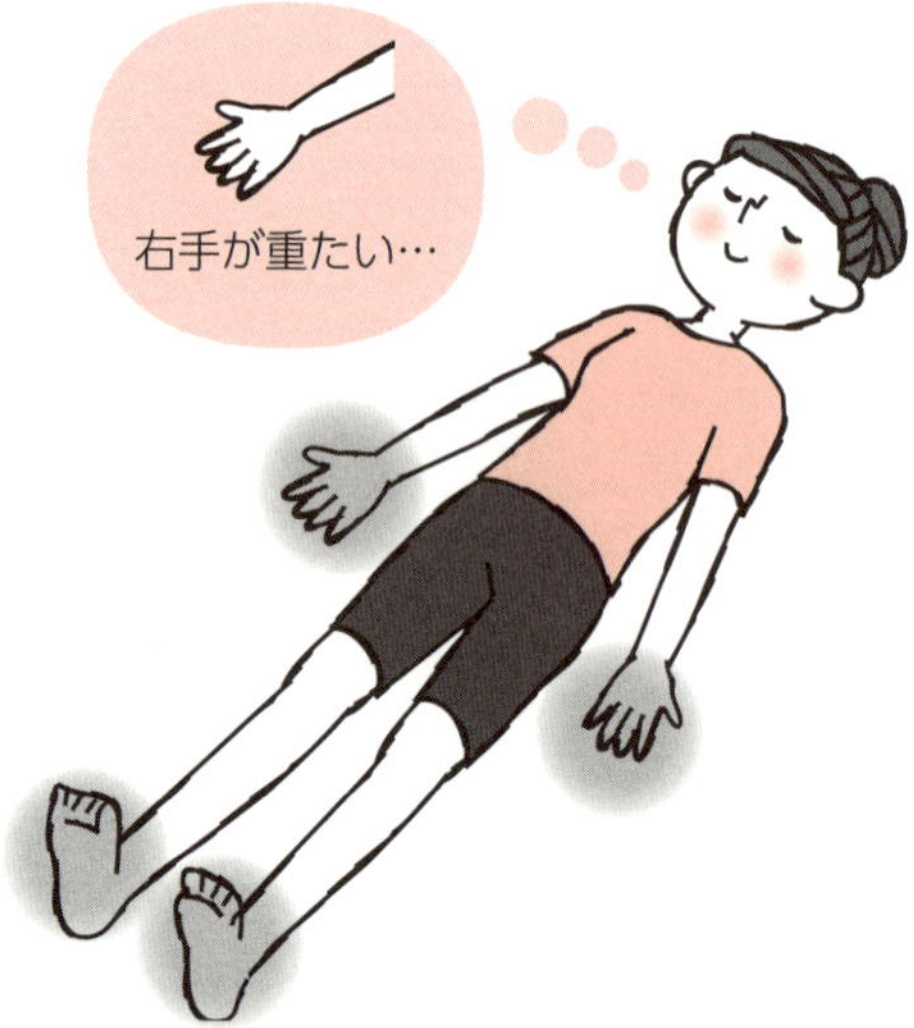

右手に意識を向け、「右手が重たい」と心の中で唱えます。
次に、「左手が重たい」「右足が重たい」「左足が重たい」と同じように順番に進みます。力を込めて重くするのはＮＧ。
十分にリラックスすると、自然と「重たい」と感じられます。

手足の温かさを感じる

上と同じように、「右手が温かい」「左手が温かい」「右足が温かい」「左足が温かい」と順に唱えます。リラックスすると手足が温かく感じられるようになります。

消去動作

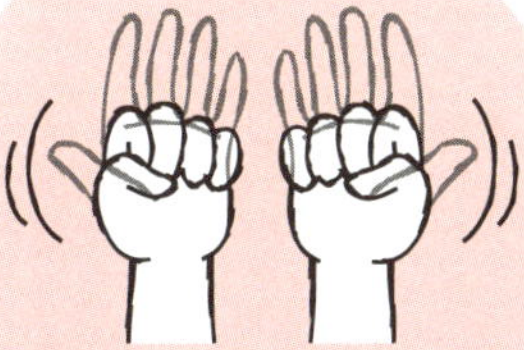

両手を開いたり閉じたりします。

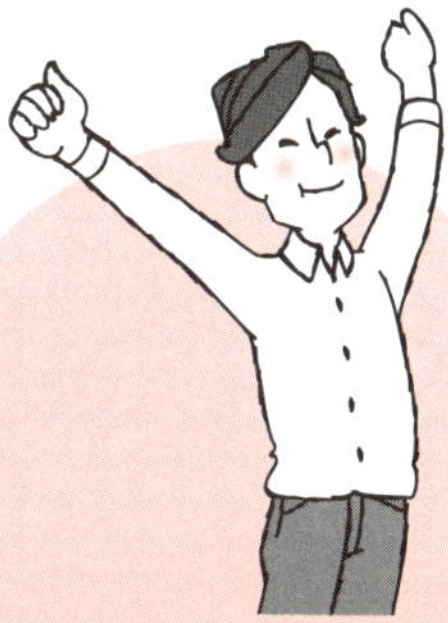

伸びをしたり、腕の曲げ伸ばしをします。

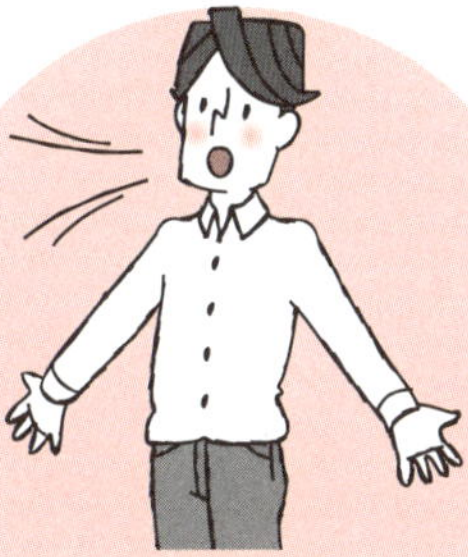

深呼吸をします。

急に立ち上がるとふらついたりする危険があります。必ず、動き出す前に消去動作を行います。ただし睡眠前なら、消去動作をせずにそのまま眠ってかまいません。

コラム

便秘、下痢などの症状はストレスと密接な関係がありますし、また便秘や下痢の症状がストレスの原因ともなってしまいます。

ここでご紹介した自律訓練法のほか、また近年注目を集めているマインドフルネスなどといったストレス対処法もうまく取り入れながらストレスコントロールをするとよいでしょう。

●「治る」と思う

ストレスとうまく付き合うためには、ストレスを感じてもそれを引きずらないようにして、「ストレスをためない」ことが重要になってきます。

その一歩として重要なことが、「便秘は治る」と思うことです。

治ると思うだけでストレスが軽減して、ストレスが原因の便秘は治ることがあります。久里浜医療センターの患者さんのなかには、初診の予約が取れただけで治ってしまったという人もいらっしゃいました。

また近年、非常に有効な新薬が次々と登場しています。これからの人生をより快適に過ごすためにも、医療機関を受診することをぜひ検討してください。

そのほかの生活習慣

● 1日に1回、便意がなくても食後は必ずトイレに行こう

食事をとると、体内下剤である胆汁が分泌されます。「胃腸反射」で2時間ほどの間、大腸も動き、排便が促されます。

朝食後は自然な排便が起きやすいタイミングです。便秘の人のほうが朝食を摂らない人の割合が高いという調査もあります。

朝食をしっかり摂ってトイレに行って出すのが理想ですが、時間がない場合は焦ってトイレに行っても便は出ません。

実は大腸が大きく動くのはしっかり食事を摂った後、夕食をしっかり摂った後でも大丈夫です。1日に1回、食後は必ずトイレで3分排便を試みましょう。

がんばりすぎるとお尻に負担がかかるので、痛みがあるときは無理にいきまず、時間も3分程度を目安にしましょう。

できることはやってみて後は気にしない

便秘で悩んでいる方は、まずは、ご自身が本当に治療の必要な便秘かどうかを検討しましょう。そのうえで、本書で紹介したようにご自身の便秘のメカニズムを推測して、食事、運動、ストレスの対処をしましょう。

また、大腸がんや腸の炎症性疾患である可能性を除外するためにも医療機関を受診することも必要です。

急に便が出なくなった、腹痛が強くなった、体重が減った、発熱がある場合は必ず医療機関を受診しましょう。

そして、便秘自体、便秘対処自体がストレスのもととなって便秘を悪化させることがあります。

できることをやってみて、その後はなるべく気にしないようにしましょう。

おわりに

本書では国際基準で慢性便秘症のメカニズムと治療方法について詳しくご説明しました。私が見つけた慢性便秘症のメカニズムの推測方法と対処方法についても詳しくご紹介しました。

慢性便秘症のメカニズムは一つではなく、それぞれ全く違う対処法が必要です。「毎日出ない」「便が硬い」「便を出しにくい」「残便感」にはそれぞれ理由があるのです。そして「毎日出さなくてはいけない人」、「1週間に1回でもいい人」、「ストレスが加わると出さなくてよくなる人」など非常に大きな個人差があります。

そうです、慢性便秘症はいろんなメカニズムの集合体で、さらに大きな個人差があるので、一概に「慢性便秘症には○○がよい」ということはできないのです。

お腹のマッサージもそうですが、いわゆる「対処法」が「慢性便秘症全員」に効かないのは、そのメカニズムが一つではなく、さらに個人差が大きいことが原因だったのです。

重要なことは、ご自身のメカニズムを理解して、そのメカニズムに対処することです。

本書でご紹介したようにご自身のメカニズムはご自分で知ることができます。

その対処法は、これまでの考え方を少し変えたり、食事を少し見直したり、運動やマッサージを数分間するぐらいで、決して頑張らなくてもよいものです。

そして、これらの対処法は便秘だけでなく体にとってもメリットがあることです。

久里浜医療センターではこれまで何十年も悩んでいた方、効く薬がなくなって途方に暮れていた方たちが続々と刺激性下剤を卒業し、笑顔を取り戻しています。

良くなった人たちは、思わず見返してしまうほど別人のように明るくなり、慢性便秘症が人生に与えた黒い霧が霧散するようです。

ご自身の慢性便秘症のメカニズムを理解して、その対処法を日常生活に組み込んでご自身の腸とうまく付き合い、人生を明るく楽しいものにしていきましょう。

爽やかな海風が吹き抜ける　久里浜医療センターにて

水上　健

参考文献

● **慢性便秘症診療ガイドライン 2017**

日本消化器病学会関連研究会　慢性便秘の診断･治療研究会　南江堂　2017年

● **IBS(過敏性腸症候群)を治す本**

水上健　法研　2016 年

■著者
水上　健（みずかみ・たけし）
国立病院機構久里浜医療センター内視鏡部長。慶應義塾大学消化器内科非常勤講師（便秘外来担当）1965年福岡県生まれ。1984年筑波大学附属高等学校、1990年慶應義塾大学医学部卒業。2000年医学博士。専門は大腸内視鏡検査・治療、過敏性腸症候群(IBS)・便秘の診断・治療。横浜市立市民病院内視鏡センター長などを経て、国立病院機構久里浜医療センター内視鏡検診センター部長、ハイデルベルグ大学Salem Medical Center客員教授。自身が開発した無麻酔大腸内視鏡挿入法「浸水法」は、スタンフォード大学・UCLAなどをはじめ国内外で広く導入されている。慢性便秘症診療ガイドライン作成委員。小児の診療にも力を入れておりESPGHAN欧州小児消化器肝臓栄養学会full member。

慢性便秘症を治す本

平成30年8月27日　第1刷発行

著　　者　水上　健
発 行 者　東島俊一
発 行 所　株式会社 **法研**
〒104-8104　東京都中央区銀座1-10-1
販売 03(3562)7671／編集 03(3562)7674
http://www.sociohealth.co.jp
印刷・製本　研友社印刷株式会社

0123

ISBN 978-4-86513-547-3 C0077　定価はカバーに表示してあります。